大人のADHD

司馬理英子

講談社＋α文庫

はじめに

落ち着きがなくて、やるべきことをちゃんとやらない。いくら言っても日常生活の習慣がさっぱり身につかないわが子。

うちの子ＡＤＨＤ（注意欠如・多動性障害）かしら？

そういえば……ふと、考えてみると、私も小さいときはそうだった。俺もよく親に叱られてたな。

いつもあわてていて、そそっかしい。うっかりミスが多くていやになる。

気をつけているつもりなのに忘れ物が多い。つい遅刻してしまう。

あの仕事、気になっているのだけど、なかなか手をつけられない。仕上がらないプロジェクトがいくつもある。その気になって始めた趣味はどれも長続きしない。

家事もなかなかうまくいかない。毎日決まったことをするのが、どうしてこんなに気が重いんだろう。イライラしてつい子どもにあたってしまう。まずいとは思うんだけど……。

そんなあなたは大人のＡＤＨＤかもしれません。

ＡＤＨＤは子どもだけのものではありません。

「病気」ではないけれど、「個性」ですますには、ちょっと日常生活への影響が大きい。

ＡＤＨＤの人は、自分の意欲や感情をコントロールして、やるべきことをやり遂げる実行機能がうまく働きません。バランス良く日常生活を送るのが苦手です。

ＡＤＨＤだと、そんな脳の機能が十分働いてくれません。

一度決めたことはコツコツやり続ける。ルールや規則、締め切りを守り、目標に向かって計画を立て実行する。マイホームを手に入れるために、日々の少々のぜいたくは我慢し節約する。食事に気をつけ、酒量を考え、運動を心がけ、健康に気をつける。

わかっているけど、なかなか大人としてふさわしい生活ができないあなた。
この本は、「わかっているけどできない」あなたが、日々を過ごしやすくなるための本です。

司馬クリニック院長
司馬理英子《しばりえこ》

大人のADHD

目次

CONTENTS

第2章 大人のＡＤＨＤ　こんなときどうする？

CONTENTS

第3章 ＡＤＨＤの治療法――心理療法から薬物治療まで

イラスト／カモ

第1章

大人のADHDの症状と原因を理解しよう

「片づけられない」「よくミスをする」「遅刻が多い」……。

大人でも悩んでいる人が大勢いる「ADHD」という障害について、まずは基本的な知識を身につけましょう。

そもそもＡＤＨＤって何？

ミスが多く、せっかちで、落ち着きがない……。これらは、性格のせいではなく、ＡＤＨＤという発達障害が原因の場合があるということがわかってきました。

ＡＤＨＤとは不注意、多動性（落ち着きのなさ）、衝動性（待つのが苦手）を特徴とする発達障害です。落ち着きがなく、やるべきことを実行できない、計画的に行動できない、せっかちで衝動的に反応してしまうなどの症状が見られます。不注意が目立つ不注意優勢型、多動性・衝動性が目立つ多動・衝動優勢型、いずれもが目立つ混合型の３種類があります。

症状が子どものころ（12歳以前）から、２つ以上の場所（学校や家庭、職場など）で見られ、そのために生活に大きな支障が出ていることがＡＤＨＤと診断される条件です。

また同じような症状は、ＡＤＨＤ以外の精神疾患（統合失調症、気分障害、不安障害、解離性障害、パーソナリティ障害など）でも見られることがあるので、それらと区別する必要があります。

ADHDとは？

ADHD

＝Attention-Deficit
（注意欠如）
Hyperactivity
（多動性）
Disorder
（障害）

ADHDの主な症状は
この3つ

不注意

忘れ物が多く、物をすぐになくしてしまう。気が散りやすく、1つのことを長時間集中してやることが苦手。

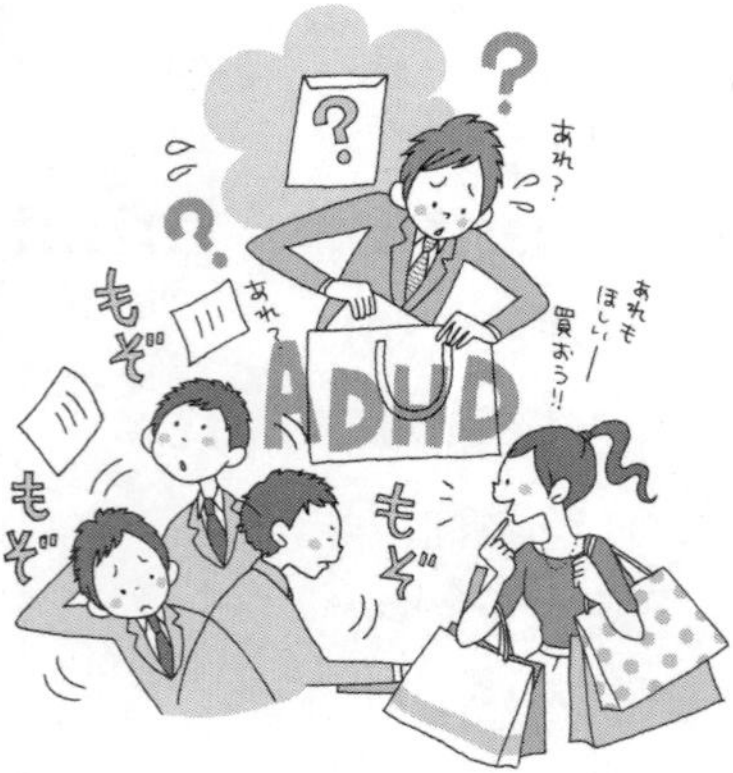

多動性

じっとしているのが苦手で、退屈なことには耐えられない。落ち着きがなく、せっかちで先走りがち。

衝動性

思い立ったらすぐその通りに行動したくなる。順番を待ったり、相手の話を最後まで聞いたりすることが不得意。

病気というよりも、〝脳の癖〟のせい

〝発達障害〟というと重い病気のように思いがちですが、ADHDは病気というよりも、〝脳の癖〟ととらえたほうが、わかりやすく理解できます。

ADHDの人は過去の経験を生かし、未来につながるように毎日を過ごすことが苦手です。そのために、自分の能力を目いっぱいに生かすことができにくい傾向があります。けれどもそれは病気というよりは、脳の働き方の癖といってもいいと思います。発達のアンバランスさでもあります。

ある病原菌によって感染症を発症したというよりは、近視のようにある程度視力が弱ってくると物が見えにくくて困る、そこでメガネによって視力を矯正しなければならなくなるという状態に似ています。誰でもADHDっぽい症状に思い

当たるかもしれませんが、そのために日常生活にひどく支障が出るようになると、ＡＤＨＤと診断されるわけです。

ただ、ＡＤＨＤの症状はやる気のなさや怠け癖と間違われやすく、誤解されたり非難されたりしがちなのがつらいところです。

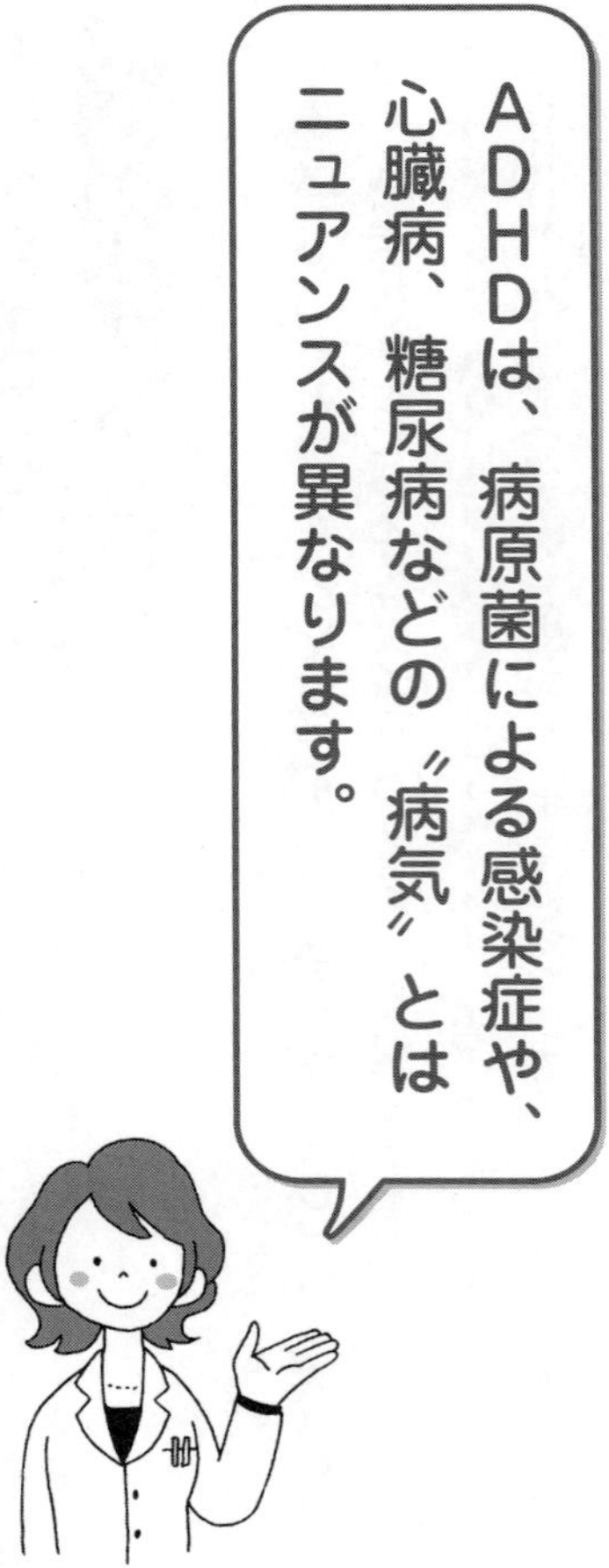
ＡＤＨＤは、病原菌による感染症や、
心臓病、糖尿病などの〝病気〟とは
ニュアンスが異なります。

ADHDは近視と似ている

近視

視力が弱ってきて、日常生活に支障が出る → メガネやコンタクトレンズで補う

ADHD

脳の癖が原因で、多動性・衝動性・不注意の症状が現れ、日常生活に支障が出る → 生活の工夫や治療で補う

“脳の癖”で起こる問題（症状）にどう対処していくかが課題

私にもADHDの傾向があるかもしれない

衝動的ですぐに怒り出す「ジャイアン」と、グズで忍耐力のない「のび太」は、どちらもADHDタイプ。ADHDは、以前からよくある症状なのです。

子どものADHDはずいぶん知られるようになってきましたが、昔はそんなのはなかったよねと思う方も多いでしょう。私が1997年に「のび太・ジャイアン症候群」と名付けてADHDを紹介したのは、目新しいものではなくて皆さんが以前から知っている「あんな状態」とイメージしやすくするためでした。ちょっとやんちゃなあの子、ちょっとのんびりしたあの子。

子どもの頃は親がサポートしてくれ、学校では先生がいろいろとやるべきことを指示してくれてなんとかなってきたけれど、大人になって社会に出て、家庭を持って、子どもを持ってだんだん生活がうまく回らなくなってきたという人も多いでしょう。これまで気づかなかったけれど、自分がＡＤＨＤかもしれないと思ってみると、日々の行動がうまくいかない理由をすっきりと解き明かすことができるかもしれません。

ADHDは目新しいものではなく、昔からよくある一般的な障害

また、子どもの頃は気がつかなくても、大人になってADHDだとわかる人も多い

“のび太・ジャイアン症候群”とは

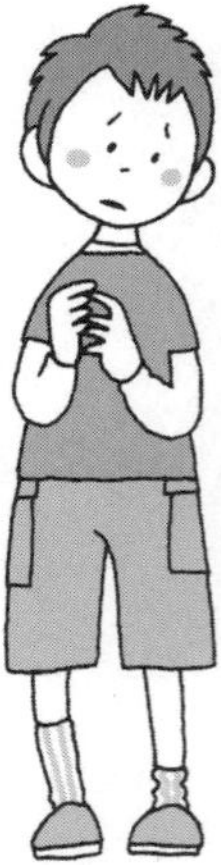

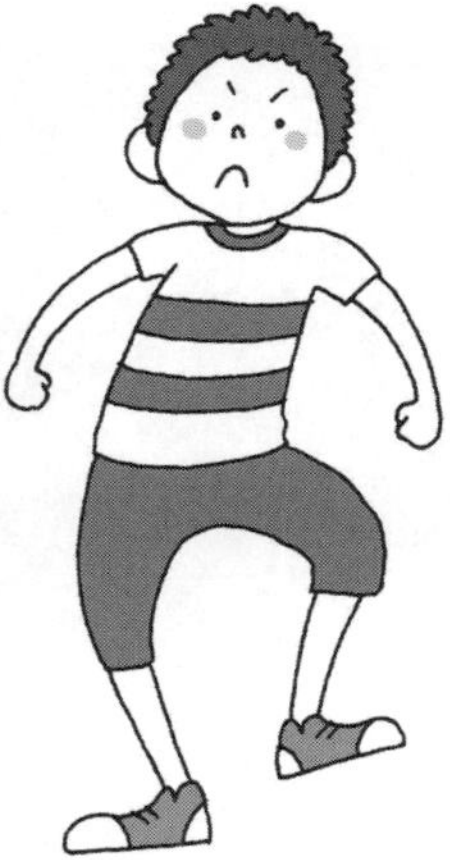

のび太

不注意
優勢型

不注意で、根気強く何かをすることが苦手。ドジでぼんやりしていて、いじめられることも。

ジャイアン

多動・衝動
優勢型

落ち着きがなく、衝動的でがまんが苦手。感情の起伏が激しく、いじめっ子になることも。

ADHDの人はどのくらいいるの？

ADHDは、決して特殊な障害ではありません。厳密にADHDと診断をされていなくても、その傾向があり、困っている大人はたくさんいるのです。

子どもでは5％くらいの子がADHDと言われています。大人については海外の統計ですが、2〜4％で、男性に多いと考えられています。

厳密にADHDと診断されなくても、実際にその症状で困っている人はそれよりも多いでしょう。

というのも、先に述べたように大人になると、子どものときよりも職場や家庭において担わなければならないことが増えるからです。自分のことだけやっていればよかった子どもの頃に比べると、仕事などの責任も増え守備範囲が広がるわけです。また、家事や子育ては根気よく繰り返す作業が多く、仕事のようにそれに対して評価を受けたりサポートを受けたりすることもありません。ＡＤＨＤ傾向を持つ人にはやる気を維持するのがむずかしい種類の活動が多いというのが現実です。

ADHDタイプの大人は大勢いる

ADHDの大人 （海外での統計）	ADHDの子ども
↓	↓
全体の 2〜4％	全体の 5％

ADHDと診断されていなくても、
その症状で困っている
ADHDタイプの大人はたくさんいる

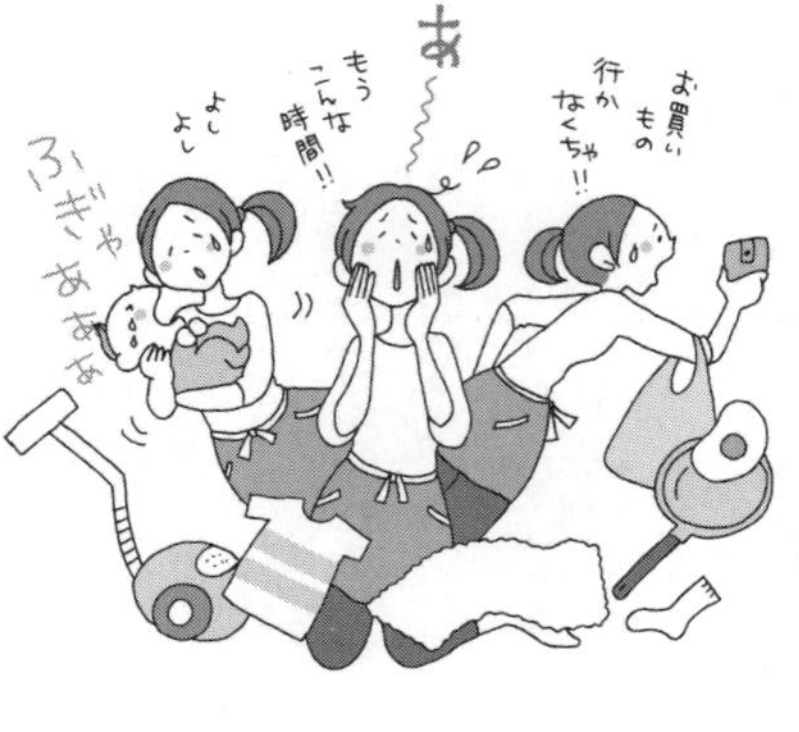

お買いもの行かなくちゃ!!
あ〜
もうこんな時間!!
よしよし
ふぎゃあああ

CHECK!

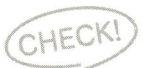

こんな一日を送っていませんか?

ADHDの症状は、日常のあらゆる場面で見られます。あなた自身や周りの人に思い当たることはないか、チェックしてみてください。

男性編

ギリギリに起きてしまう。ひげを急いでそる。会社から持ち帰っていた書類をあわててかばんに入れる。携帯電話が見つからない。妻が朝食をすすめても、「なんで早く起こしてくれなかったんだ。もう遅いよ」(何度も起こしたのだけど)。

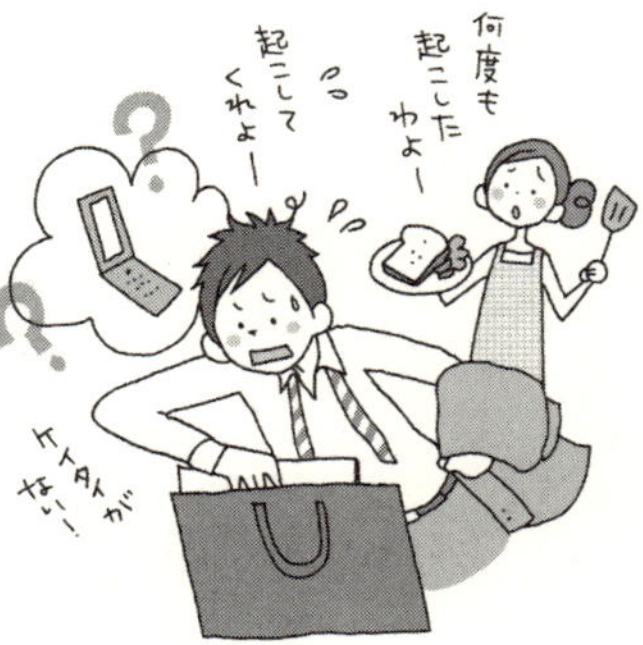
何度も起こしたわよー
起こしてくれよー
ケイタイがない!

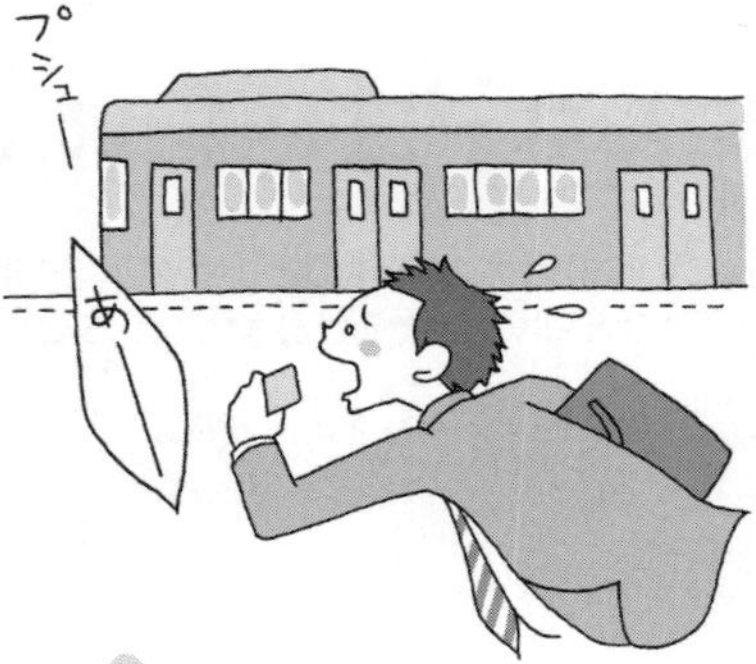

駅まで走る。乗るはずの電車に遅れる。「また遅刻だ！」シャツは汗でぐっしょりぬれてしまう。会社では、「おい、朝礼もう始まってるぞ」。

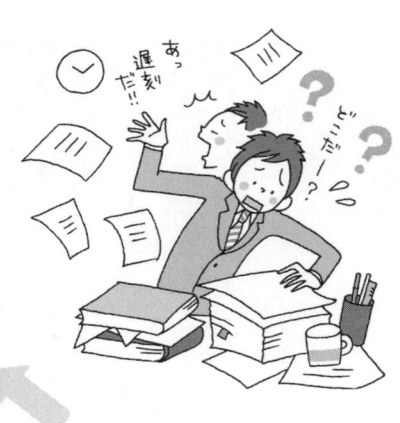

「そう言えば、A社の見積もりどうなってる」「あ、あと少しです」「10時からの会議の資料ちゃんとしとけよ」と言われるが、あるべき資料が足りない。どこへやったか、机の上（書類が山積み）をひっくり返してようやく見つけるが、会議に遅れる。

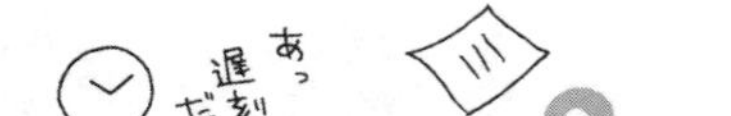

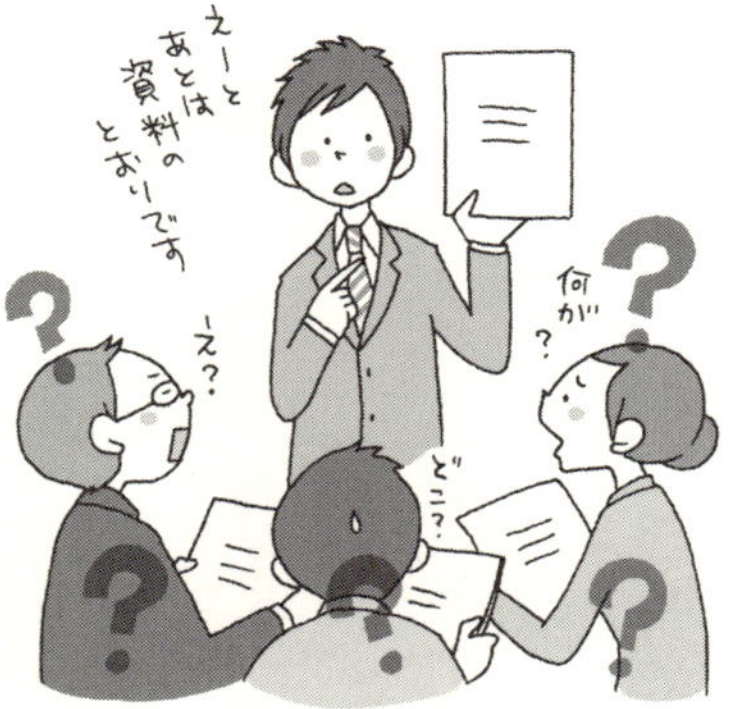

「資料のとおりなので、読んでください」と言って顰蹙《ひんしゅく》を買う（きちんと説明しない）。

その他こんなことも……

- ＊折り返しの電話を忘れる
- ＊会議中にペンをカチャカチャ
- ＊人の発言に割り込む
- ＊借りた物を返さない
- ＊早とちりが多い
- ＊上司とけんかをして、突然仕事を辞める
- ＊転職が多い
- ＊電話料金などの支払いが遅れる（銀行の自動引き落としの手続きをしていない）
- ＊スピード違反、駐車違反が多い
- ＊ほかの人をせかす
- ＊誘惑に弱い
- ＊浪費しがち
- ＊ギャンブルにのめりこむ傾向

こんな一日を送っていませんか?

女性編

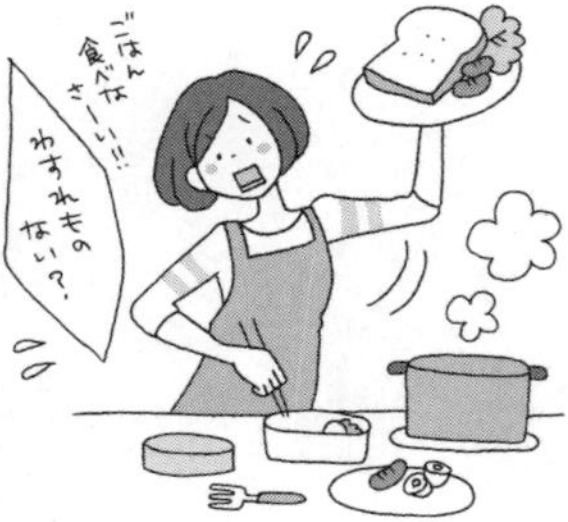
ごはん食べなさーい!!
わすれものない?

朝が苦手。子どもの弁当作り、朝食の準備におおわらわ。子どもを起こし、朝の支度をさせるが、なかなか言うことをきかない。「忘れ物ない?」などと声をかけ続ける。みんなが出かけたあと、ぐったり疲れてぼんやりテレビを見始める。

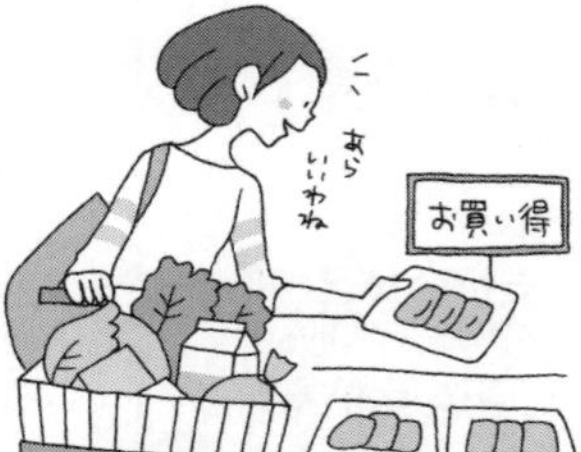
あら いいわね
お買い得

献立を考えるのが面倒、行き当たりばったりに買い物をする。家に帰って必要なものを買い忘れたことに気づく。先週買ったお肉を使い忘れ、だめにしてしまった。

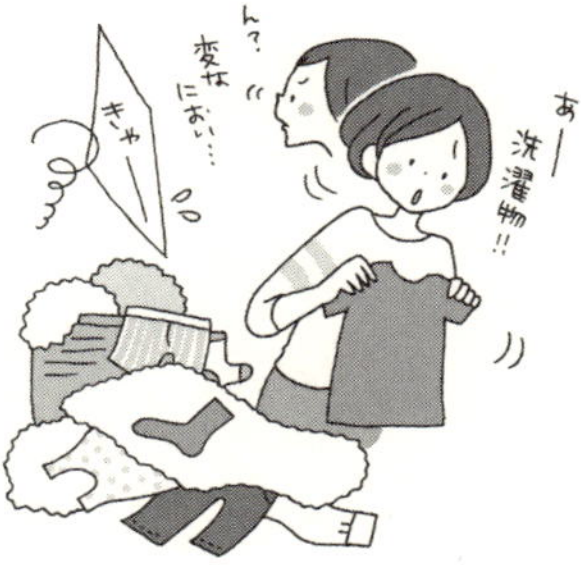
きゃー
変なにおい…
ん?
あー洗濯物!!

何かを取りに2階へ行ったが、何を取りにきたのか忘れてしまう。かわりに、そこに放ってあった昨日の、山積みになった洗濯物をたたみ始める。変なにおいで、鍋が焦げていることに気づく。

夕方子どもが帰ってきて「アーもうこんな時間(時間の経つのを忘れてしまう)」。あわてて夕飯の準備をする。掃除機がかけっぱなしで放置されている。

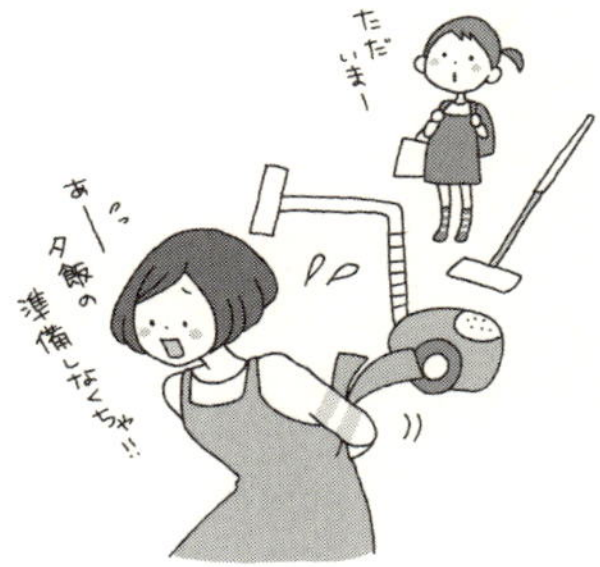
ただいまー
あーっ夕飯の準備しなくちゃ!!

「保護者会の出欠の紙を出してって先生が言ってたよ」と子どもに催促される。そう言えば、子どもの学校の連絡網を回すのを忘れていた。

子どもの勉強を見てやらなければと思いながら、雑用に追われてできない。

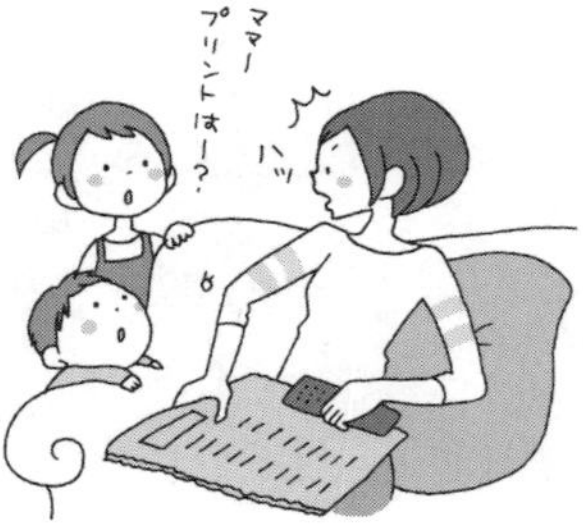

その他こんなことも……

＊流しには食器がうずたかく積まれている（片づけが下手）
＊家事の段取りができない
＊家計簿がつけられない
＊いざというときの備えがない
＊保険証や通帳などが見当たらない
＊ジムに通うはずだったのに、今日も行けない
＊あれこれ興味を持って手を出すが、続けられない
＊ペン習字の教材も放置されている
＊計画的でない

CHECK!

こんなこと言われていませんか?

ADHDの症状は、自分では気がつかないことがあります。もし、以下のようなことを他人から言われていたら、あなたもADHDの可能性が。

男性編

- □ 責任感がない
- □ 詰めが甘い
- □ だらしがない
- □ 根気がない
- □ そそっかしい
- □ 不注意なミスが多い
- □ 経費の精算を早くして
- □ アイディアはいいんだけど、段取りが下手
- □ 先の見通しが甘い、見通せない

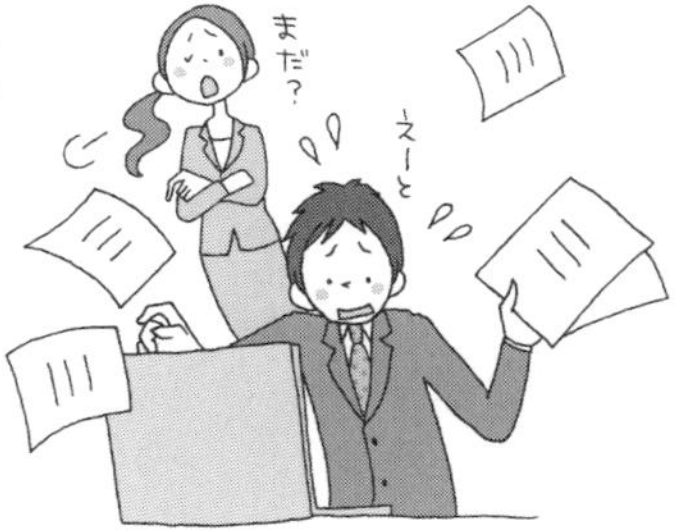

□時間の管理が下手、期限が守れない、ギリギリになる

□『ほうれんそう』(報告・連絡・相談)ができない

□いつも貧乏ゆすりをしているなど、落ち着きがない

□やるべきことをやり遂げられない

□書類の作成(簡単なものなのに)、入力が苦手

□ノリはいいけれど、きちんとできない

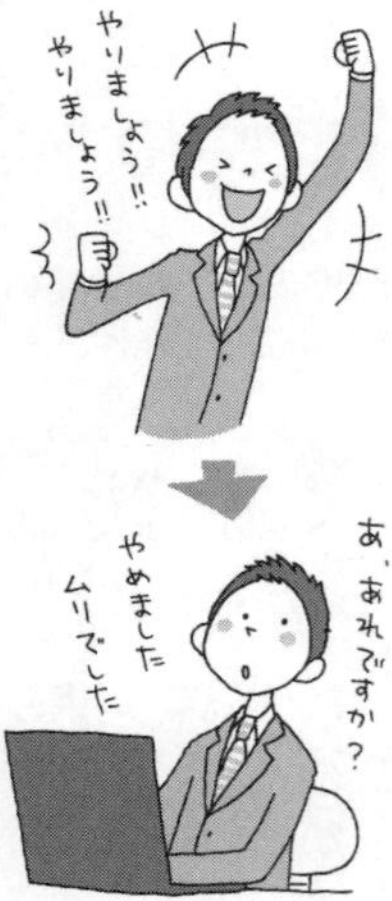
やりましょう!!
やりましょう!!
あ、あれですか?
やめました
ムリでした

□長い書類を読むのが苦手

□グズ

□いいかげん

□調子がいい

□食いつきはいいのだけど

□やればできるのに惜しい

こんなこと言われていませんか?

女性編

- □ だらしがないな
- □ きちんとしろよ
- □ 片づけが下手
- □ 子どものしつけが行き届かない
- □ 気が利かない
- □ 手順が悪い
- □ 抜けている
- □ いいかげん

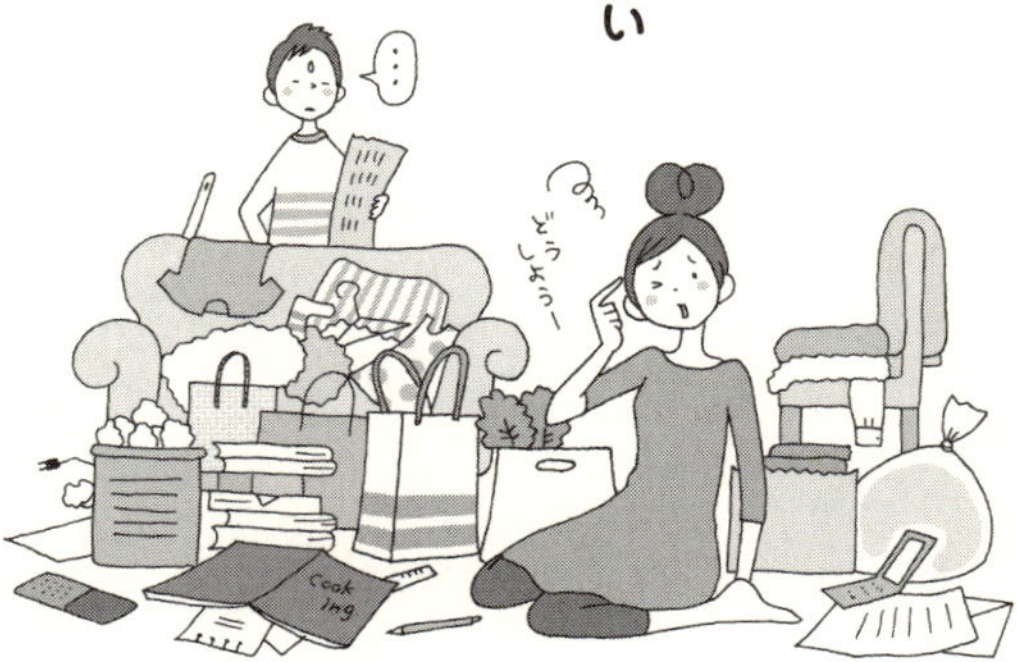

□ あてにならない
□ 要領が悪い
□ ぼんやりしている
□ 思いつきで行動する
□ いつもギリギリ
□ ずぼら
□ あわてんぼう、そそっかしい
□ 天然

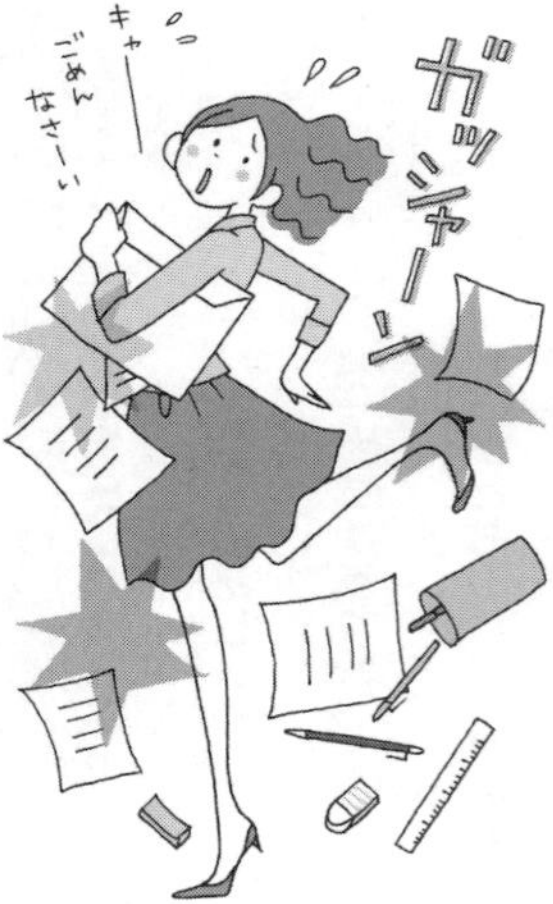

男女の特徴の違いは？

同じADHDといっても、男性と女性とでは困っていることが違います。家庭を守る役割を担うことを期待される女性は大変さが目立ちます。

女性の場合は不注意優勢型が多いようです。また、もともと男性は活発で活動的というイメージで、元気なことはいいことだと容認される傾向にありますが、女性が多動・衝動優勢型の場合、「配慮に欠ける」などと批判されやすいこともあります。また女性は家庭全般を取り仕切る役割を持つことが多いので、その分負担が大きく、ＡＤＨＤの女性はより困難を感じやすいことも特徴です。自分の予定や用事を覚えておくのもおぼつかない女性が、子どもの学校の予定や宿題を把握し、夫のサポートもしなければならず……と負担が増えていくのです。

大人のＡＤＨＤにはこんな**特徴**がある

子どもだけの障害と思われがちなＡＤＨＤですが、実際は大人にも見られ、子どものとき以上に生活に困難を感じている人がたくさんいます。

ＡＤＨＤは子どもだけのものではありません。２０１３年に改訂されたＡＤＨＤの診断基準（ＤＳＭ－５による。巻末参照）では、子どもによく見られる症状だけでなく大人の症状にもふれられています。大人の場合には、子どものとき以上に生活に大きな影響を及ぼすことがあります。

ＡＤＨＤの人の行動は、時に子どもっぽく見えることがあります。というのも、ＡＤＨＤの人は自分の年齢や能力に見合った自己コントロール力をそなえていないのです。将来を見据えた計画的な人生設計に基づいて行動し、将来のより大きい楽しみのために今の楽しみを我慢すること（貯金がわかりやすい例）など、大人としての能力にかかわることが苦手です。

また、ＡＤＨＤの人は、過去の経験に基づいて危険を回避し、安全かつ快適に、周りと調和しながら生きるスキルが乏しいか、あっても継続的に発揮できません。

衝動的で、ほしいものがあればすぐにでも手に入れたいと思う傾向があり、いつも楽しいことを探し（人生楽しいことばかりではないのに）、単調な毎日に耐えられないと感じがちです。

さらに、ワーキングメモリーと呼ばれる脳の中の「記憶のお盆」が小さいために、覚えておくべきことがそこにのせきれず、大事な記憶がポロポロとこぼれ落ちてしまいます。活動そのものを忘れることもありますし、肝心の自分の言ったことさえ忘れてしまうこともよくあります。

こうなると、「いい人なんだけどあてにならない」とか、「ミスばかりするので戦力にならない」とか、「目新しいことにばかり飛びつくから危なっかしい」などという評価に甘んじなければなりません。

いやなことが起こると踏ん張って打開するというよりも、そこから逃げ出そうとしがちで、ＡＤＨＤではない人に比べて、転職や離婚をする割合が高いのが特徴です。人生のさまざまな局面において、不安定になりがちです。

子どものＡＤＨＤと大人のＡＤＨＤの違いって何ですか？

特徴自体は大人も子どもも変わりません。両親や教師など自分を手助けしてくれる存在がいるかいないかが、一番大きな違いです。

ＡＤＨＤの人が大人になると、子ども時代のようにいろいろ配慮し指導してくれた先生や、手助けしてくれた親はいなくなります。代わりに上司や同僚の目があり、ほとんどの場合、その人たちは助けてくれるというよりも、ＡＤＨＤの人に対して、やるべきことを自力で達成することを求めます。

　また、子どもの場合には自分が不注意や多動・衝動的だからといって、本人はあまり困っていないことが多いのですが、大人になるとＡＤＨＤのために起きるさまざまな結果に直面し、その責任を自分で取らなければならず、困難を感じることが増えます。

　このように大人の場合、自己責任として任される部分、つまりＡＤＨＤの人の苦手な部分が仕事に直結してきます。また家庭生活でも子ども時代とは異なり、やるべき家事や子育てなど責任のあることが大幅に増え、サポートする側になります。

　大人は、より長期的な目標のために今の楽しみをがまんしたり、やるべきことをたとえそれがやりたくない仕事であってもやったりなど、自分のためではなく、配偶者や子どもといった家族のために踏ん張る必要も出てきます。

　ＡＤＨＤの人はその段階に達していないことがよく見られます。「わかってはいるのだけれど、できないのです」と訴える人が多いのです。

大人になると、手助けしてくれる人がいなくなる

子ども

- 親や教師がフォローしてくれる
- 「子どもだから」という理由で、あまり大きな問題にならない
- 子ども自身が困っていないことも多い

成長するに従って……

・1／3程度が思春期までに症状がなくなる
・次の1／3の人は、症状が残るものの目立たなくなる
・残りの1／3は、大人になっても困難を生じる

大人

- 守ってくれる親や教師がいなくなる
- 仕事や家事など、やるべきことが大幅に増える
- 自分で責任を持たなければならない
- 周囲から「大人として」の行動が求められる

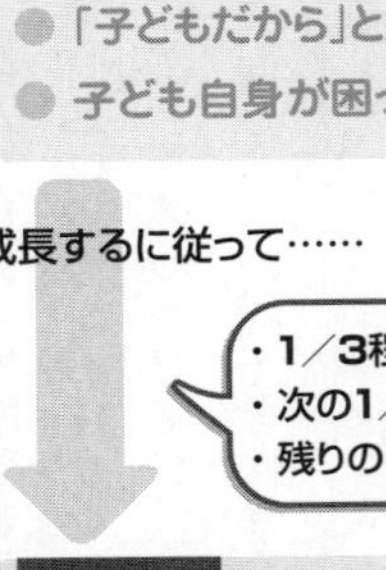

自分でやったことの結果がすべて自分に降りかかってくる ➡ 困難が大きくなる

ADHDの原因は脳の機能障害

ADHDの人は、不注意、多動性、衝動性が問題となる「脳のつくり」をしていて、前頭前野や腹側線条体という部位に障害が見られます。

ＡＤＨＤの起こるメカニズムとして、脳の前頭前野や腹側線条体《ふくそくせんじょうたい》などの機能不全が原因とされています。ＡＤＨＤの場合、この部位でドパミンと呼ばれる神経伝達物質がうまく働きません。実際に脳の画像を見ると、この部分の血流量が減少している例もあります。治療薬を服用すると、これらの部位での神経細胞間のドパミン濃度が上昇する、また血流量が改善するという研究報告もあります。

前頭前野は、脳の前部にあり、脳の司令塔ともいうべきところです。この部位は、過去の出来事を参考に将来を見極める、言語を使って思考する、非言語のイメージを用いて想像するなど、自分の経験を有効に活用して先を見通し長期的な目標を定め、それに合った言動を行うようにプランを立て、遂行するという重要な役割を担っています。ＡＤＨＤの人はそのプロセスがうまくいかないために、やるべきことに取り掛かれない、やり遂げられない、注意の持続ができない、行動や感情のコントロールができないという症状が起きます。

また腹側線条体と呼ばれる部位では、衝動のコントロールを行っています。ＡＤＨＤの人は、リスクがあるけれど楽しそうな目先の誘惑に惹かれてしまうなど、衝動の抑制が難しいと考えられています。モチベーションを維持するのが困難で、やる気があってもそれを持ち続けられないので、やろうとしたことをやりぬくことができません。

また覚醒水準を程よく保つのが苦手で、退屈だったり刺激の少ない活動をしているとすぐ眠気を感じやすくなります。ものごとに感情的に反応しやすく、自分の気持ちを抑えたほうが有利という状況でも、怒りに身を任せてしまいがちです。刺激にすぐ反応する、つまり先のことを考えずに場当たり的に行動しがちです。

基本的にADHDの原因は生まれつきのものですが、環境からの影響も見逃せません。一卵性双生児の研究から、遺伝的には同じ資質を持っていても、環境が整っていればADHDを発症することは少なく、経済的、社会的、家庭的環境に恵まれないとADHDを発症しやすく、また重症化する傾向も強くなります。

つまり遺伝子の影響が大きいものの、育て方によって大きく変化しうるということです。大人のADHDを考えるとき難しいのは、生まれつきの資質に加えて、親の育て方やきょうだいとの長年のかかわり、学校などでの人間関係からさまざまな影響を受けて、症状が複雑になっている場合が多いことです。

ADHDの症状のために起こってくるいろんな行動に対して常に叱責され、わざとやっている自覚もないことに、「根性がなっていない、性格が悪い」などと誤解に満ちた言葉を浴びせかけられます。それが続くと自信を失い、自分を否定して自己肯定感を持てずに苦しんだり、抑うつ的になることもあります。または周りの人に対して心を開くことができず、敵愾心《てきがいしん》を持ってしまうこともあります。これらはADHDの二次障害です。二次障害の治療は難しいこともあります。

ADHDの原因は脳の機能障害

主にこの2ヵ所に障害がある

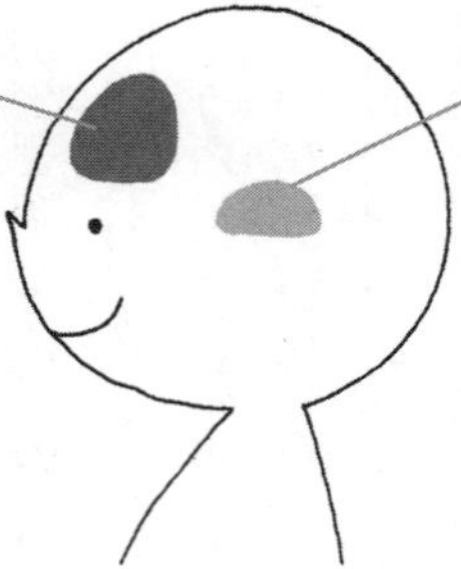

前頭前野

何をするところ？
記憶をまとめたり、感情をコントロールしたりする「脳の司令塔」

ここの働きが低下すると……

- 行動や感情のコントロールができなくなる
- ワーキングメモリーが少なくなる

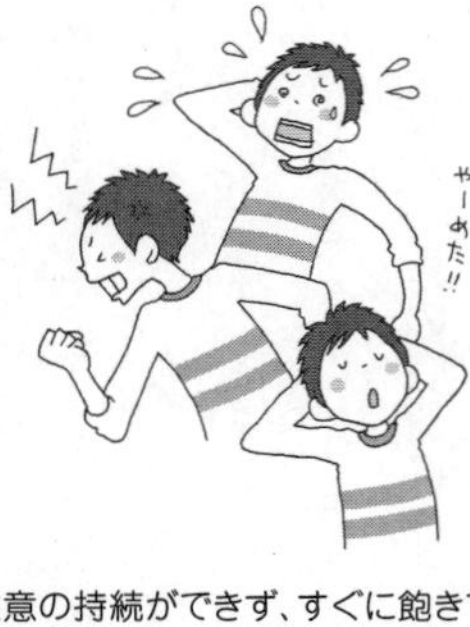

注意の持続ができず、すぐに飽きてしまう

腹側線条体

何をするところ？
不適切な報酬や目先の楽しみを得ようとする衝動を制御

ここの働きが低下すると……

- 衝動の抑制ができなくなる

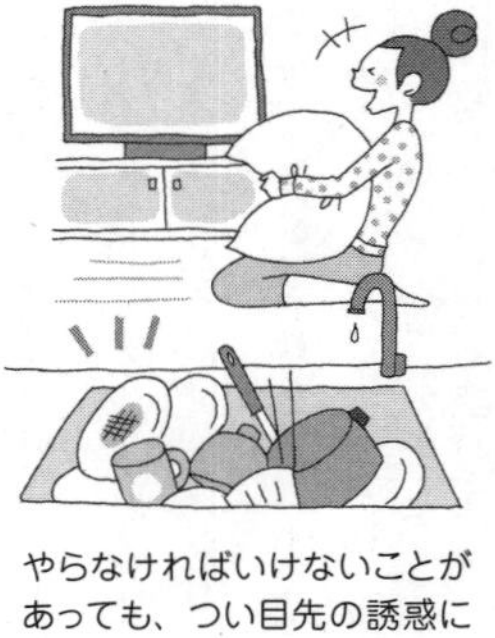

やらなければいけないことがあっても、つい目先の誘惑に負けてしまう

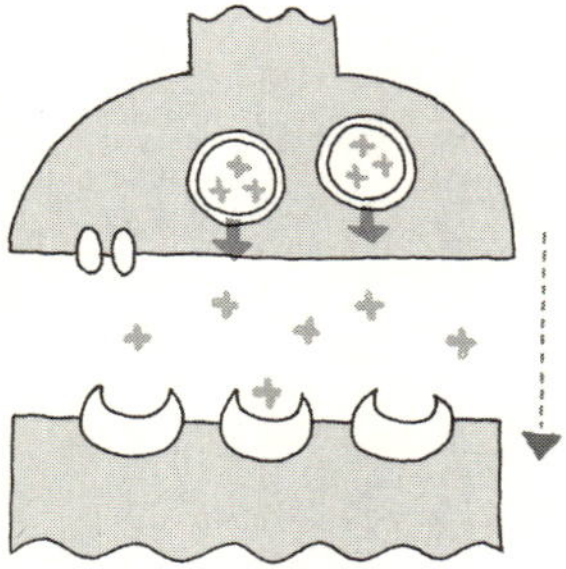

シナプスとは……

神経細胞同士の情報伝達を行う部位。シナプスで、神経伝達物質(ドパミン)などのやりとりが行われることにより、情報が伝わる。

どうして脳の働きが低下してしまうの?

シナプス間のドパミン濃度が低く、情報伝達が正常に行われないため

しかし、脳の機能障害だけで症状が出るわけではない。家庭、学校、職場などの**環境的要因**がからみ合って、症状が強くなったり、弱くなったりする

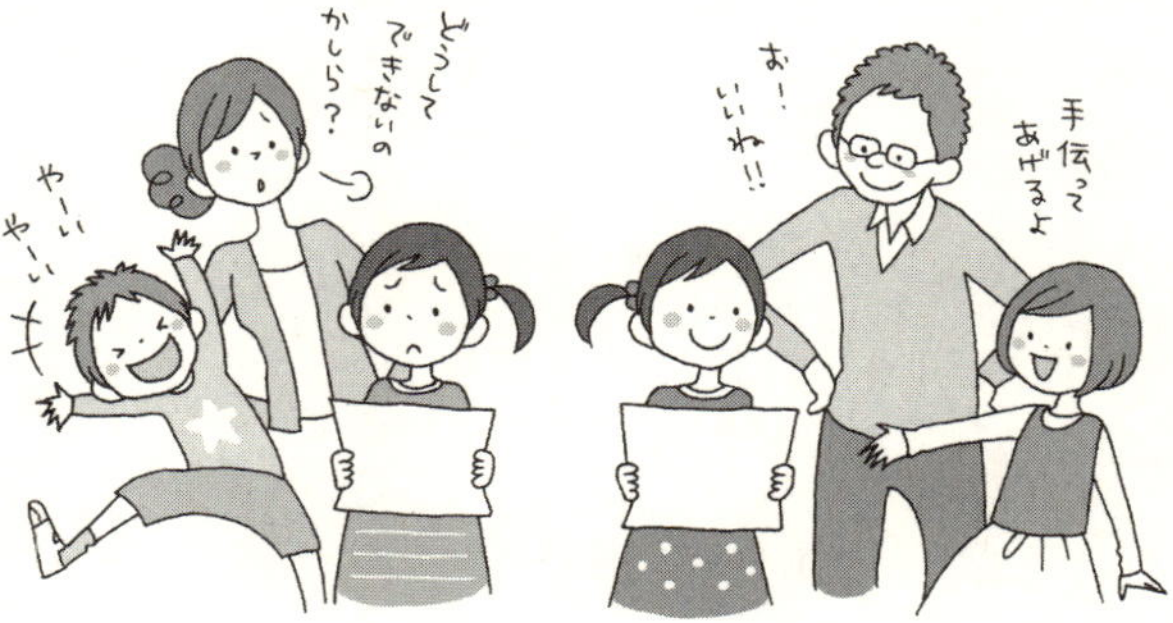

やーい
やーい
どうしてできないのかしら?
お!いいね!!
手伝ってあげるよ

ＡＤＨＤは「遺伝」するの？

ＡＤＨＤは脳の機能障害が原因です。遺伝で性質が受け継がれる場合があります。家族や親せきにＡＤＨＤの人が複数いることも珍しくありません。

ＡＤＨＤには遺伝的な要因が関連していると考えられています。自分がＡＤＨＤであれば、親もＡＤＨＤである可能性があり、子どももＡＤＨＤである確率が高くなると言われます。家族や親せきに複数のＡＤＨＤの人、あるいはＡＤＨＤ傾向がある人がいる場合も珍しくありません。

これは遺伝子を受け継ぐということもありますが、ＡＤＨＤを持つ親に育てられたために、地道に勉強の習慣や生活習慣を身につける訓練を受ける機会が乏しかったこと、また堅実な生活スタイルを経験する代わりに、親の刹那《せつな》的、または衝動的なライフスタイルを見聞きしたということにも関連するかもしれません。

ADHDは遺伝することがある

親がADHDの場合

脳の機能障害の遺伝により……

子どももADHDになる可能性がある

※必ずしも遺伝するわけではない

また、

ADHDの親は

- 子どもに、地道に勉強する習慣を身につける訓練をさせる機会が少ない
- 親自身の刹那的・衝動的なライフスタイルを子どもに見せてしまう

その結果

ADHDの子どもは、その症状が強くなる

※母親の喫煙や飲酒、低出生体重児も発症に影響があると言われている

自分でできる! ADHD傾向チェック

以下の症状の多くにあてはまる場合、ADHDである可能性があると言えます。ADHDの傾向があるかの目安にしてみてください。

不注意の症状

- □ 仕事や家事などでケアレスミスが多い
- □ 集中力がない、気が散る
- □ 直接話しかけているのに聞いていないように見える
- □ 計画や準備が苦手
  （決められたやり方や手順に従うのが苦手）
- □ 精神的努力の持続が必要な課題を避ける、いやいやる
  （書類の作成、データ入力、長い文章を読む、など）
- □ 必要なものをよくなくす
- □ 外からの刺激や、関係のない考えで注意がそれやすい
- □ 毎日の活動を先送りする。やりのこした仕事がたくさんある
  （請求書の支払いなど）
- □ やらなければと思いつつ、とりかかれない
- □ 力が出しきれていない、目標に達していないと感じる

多動性・衝動性の症状

- □ 手足をよく動かす、座っているときもじもじする
- □ 座っているべき状況で落ち着きがない
- □ 落ち着きなく動き回る。
落ち着かない感じをいつも抱いている
- □ 余暇活動のときなど声が大きい、うるさい
- □ いくつもの計画が同時進行し、完成しない
- □ 人の話を遮って話してしまう。思ったことをぱっと言う
- □ 順番を待つ、列に並んで待つのが苦手
- □ 人の邪魔をする
- □ 考えずに行動する、衝動的に重要な決断をする
- □ せっかち、気ぜわしい
- □ 常に強い刺激を追い求める
- □ 退屈さに耐えられない
- □ 短気で、ストレス、欲求不満に耐えられない
- □ 誘惑に抵抗することがむずかしい

大人のADHDはどのように診断される？

精神疾患の中には、ADHDと似たような症状を起こすものがいくつかあります。診断ではそれらをきちんと区別することが必要です。

46〜47ページの項目にたくさんあてはまったとしても、それだけで診断がつくわけではありません。実はADHD以外にも、似たような症状を起こす状態や精神疾患がいろいろあります。

診断するためには、「それらの状態ではない」ことが必要になってきます。そのため、自己判断することは気をつけなければなりません。

また、ADHDの人は、小さいときからADHDの症状が持続している場合が多いので、親から小さい頃の情報を聞きとることや成績表などにどのように当時の様子が記載されているかも、大切な情報になります。周囲の人の意見も参考になるため、可能であれば、職場の上司や配偶者がその人の言動をどう考えているかもわかるとベストです。

知能検査や心理検査、脳の画像診断などからも、有益な情報が得られます。

診断にはこんなことに注意が必要

ADHD以外にも、
不注意、多動性、衝動性のような
症状を持つ精神疾患がある。
（例えば統合失調症や不安障害、パーソナリティ障害など）

↓

本当にADHDかどうか、他の精神疾患ではないかを、きちんと見極めることが大切

この2つが診断に役立つ

小さい頃の様子がわかる記録

教師からのコメントが書かれた成績表や、親からの情報により、小さい頃からADHDの症状が持続しているかどうかがわかる。

周りの人の声

職場の上司や家族など、身近に接している人たちが本人の言動についてどう考えているかがわかると、診断の際に非常に役立つ。

よく比較される「アスペルガー症候群」の特徴は？

人づきあいがうまくいかず、他者とのコミュニケーションが苦手でこだわりが強いのが、「アスペルガー症候群」の大きな特徴です。

アスペルガー症候群は自閉症スペクトラム障害（次ページ参照）のひとつです。社会性の障害（対人関係が不器用）、コミュニケーションが下手、想像力の欠如や感覚過敏を抱える発達障害です。最近、非常に注目を集めています。

相手の意図がわからない、その場の状況が読めない、複数の人との会話が苦手。言葉を真に受けやすく、冗談が通じにくい人もいます。

こだわりが強く興味を持つものについては、膨大な知識を持っています。融通が利かないため協調性がないと思われ、ものごとの全体像やプロジェクトの全体の進行状況を見誤ることもあります。人によっては必要に応じて、援助や助言を求めることができません。孤立しがちなことが多いです。

アスペルガー症候群の人の約半数は、ＡＤＨＤ様の症状を合併すると考えられています。

「アスペルガー症候群」は、自閉症スペクトラム障害のひとつ

自閉症スペクトラム障害とは

自閉症、高機能自閉症、アスペルガー症候群は、同じ特徴を持った連続体の障害と考えられていて、自閉症スペクトラム障害と呼ばれている。社会性（対人関係）、コミュニケーション、想像力の障害を併せ持つ。

症状の重い自閉症から、症状が軽くても社会生活で問題を抱えるアスペルガー症候群もある。

「アスペルガー症候群」の主な特徴

「アスペルガー症候群」の人は こんな困難を抱えている

人の話を真に受ける

人づきあいが苦手・苦痛

場の空気が読めない

他人の気持ちがわかりにくい

こだわりが強すぎる

冗談が通じない

完璧にやらないと気がすまない

指示されないと動けない

相手の表情がわからない

感覚過多

※知的発達の遅れがないことも「アスペルガー症候群」の特徴のひとつです。

アスペルガー症候群の4つのタイプ

アスペルガー症候群には4つのタイプがあります。共通するところも多いものの、中心症状の人との関わり方にそれぞれずいぶんと異なる特徴があります。

孤立群

人への関心が極めて少ないタイプです。人づきあいへの興味が乏しく、一人でいるときが一番落ち着き、一人で好きな活動をすることを楽しみ、家族との関わりすら最低限であることも多い。

受動群

人に誘われたり、話しかけられたりすれば、それに応じることもあるが、自分から人に関わりを持ったりコミュニケーションしたりすることは少ないタイプ。

積極奇異群

積極的に人と関わりを持とうとしますが、関わり方が独特です。社交的で多くの人と関わるタイプもいますが、相手と相互的な関わりを築きにくく、一方的に自分の関心のあることを話したり、自己中心的に見えたりもします。

形式ばった大仰な群

このタイプは青年期後期から成人に見られるもので、能力が高く言語レベルも人と関わる上でのマナーを身につけていますが、過度に礼儀正しくかたくるしい振る舞いをします。状況に応じて人との関わりも微妙に変化しますが細やかな変化にまでは対応できず、ぎこちなく見えます。

人との関わり方に問題があると言っても、このようにそのタイプによっていろいろな特徴があり、一見わかりにくいことも多いです。

新しい診断の基準 ADHDと自閉症スペクトラムの合併

2013年に診断基準が改訂され、ADHDと自閉症スペクトラム障害の合併が認められることになりました。大人の問題も取り込んだ内容になっています。

2013年にアメリカ精神医学会の診断基準（DSM－Ⅳ－TR）が改訂され、DSM－5となりました。ADHDに関する大きな違いは、それまでは7歳未満に症状が見られていることが診断の条件のひとつだったのが、この改訂では12歳未満となりました。以前の診断基準によれば小学校に入る前くらいに見られるとしていたのが、小学校の高学年くらいまでを含むようになりました。

ADHDの症状は学習が中心となる小学校に入ってからのほうが目立ちやすく、またその人の日々の生活への影響も大きくなるので、この年齢の変更は妥当なものです。

さらに、これまでの診断基準ではADHDの症状が見られても、その人が自閉症スペクトラム障害の診断基準にあてはまれば、ADHDとは診断しないという決まりがありました。つまり自閉症スペクトラム障害の診断を優先的につけていたのです。

けれどもこの改訂ではADHDと自閉症スペクトラム障害の合併が認められることになり、両方を持っているということが成り立つようになりました。

各診断項目でも、これまでより大人の抱える問題を取り込んでいるのでわかりやすいものになっています。

ADHDと「アスペルガー症候群」はどう違うの?

「アスペルガー症候群」もADHDも、不注意や多動・衝動性という同様の症状を示すことがあるため、間違えられることがよくあります。

アスペルガー症候群の人が困難に感じることの中心は、対人関係です。ADHDと似ているようでも、違いがあります。パニックのときに慌てる様子や不安や緊張から落ち着かない様子は、ADHDの多動性と見誤られるかもしれません。作業の一部にとらわれて、きちんと完全にしようとするあまり作業全体が遅れてしまい期限に間に合わない。同時にいくつかの作業をこなすのが苦手でケアレスミスが多く、ADHDの不注意の症状に似て見えます。また、状況を把握するのが苦手で、相手がどう思うかを考えないため行動が衝動的に見えます。このようにアスペルガー症候群では、症状は似ていても、ADHDとは原因が違うことがあるので、対応法も異なります。

ADHDの人は、対人関係での困難さはそれほどありません。「どうすべきかわかっているのにできない」のが、ADHDの特徴と考えていいでしょう。

よく似て見える症状にも、ADHDとアスペルガー症候群では原因が違うこともあります。ただし、アスペルガー症候群の人がADHDを合併するときには、両方の原因から起こることもあります。

＊遅刻や朝の支度などがバタバタする

ADHD：バタバタする、気が散りやすくうまくいかない、ワーキングメモリーの少なさで、場当たり的に無駄に動いてしまう。
アスペルガー症候群：一つのことにとらわれて、支度の流れがうまくいかない。突発的に気になることに吸い寄せられてしまう。一つのことに意識が過集中してしまい、そうなると時間を忘れてしまう。

＊期限に間に合わない

ADHD：面倒なことを先延ばしし、肝心なことを忘れてしまう。ギリギリになって始めるのでやっつけ仕事になる。

アスペルガー症候群：興味、関心のないことをやろうとしない。細かいところが気になってとらわれてしまい全体が仕上がらない。完璧を求めすぎ、自分の納得できる水準に達しないと満足できず提出しないこともある。

＊忘れっぽい

ADHD：ワーキングメモリーが少ない。注意があちこちそれがち。やろうと思っていても、次の瞬間忘れてしまう。

アスペルガー症候群：興味、関心のあるものに対する記憶力は非常に良いこともある。活動を一連のつながりのあるものとしてとらえることが苦手。いつも考え事をして頭をフル回転させている、緊張が高く、それと関わりが薄いことへ注意力が回らない。他の人が直感的にわかることがわからないため、あたかも忘れているように見えることもある。

＊片づけが苦手

ADHD：やりっぱなしになって、本来の置き場所に戻せない。次のことに気持ちがいってしまい後片づけに気が回らない。何事も後回しにしがちで、ちょっとした片づけも大きな難題に思えてしまう。やろうと思っていて、忘れてしまう。

アスペルガー症候群：物への執着が強く、捨てられない。そもそも収集癖があって持ち物の量が多い。用途別、重要度別などカテゴリー化してまとめることが苦手。一点に集中してエネルギーを使いすぎて（完璧を求める）、全体をほどよく片づけられない。ほどほどにできない。

＊衝動的に話してしまう

ADHD：考えずに思ったことを性急に話してしまい、後から「言うべきではなかった」「言って失敗した」などと後悔しがち。少し考えれば言わないほうがよかった、とはわかる。

アスペルガー症候群：自分が正しいと思ったことは言わなければ気がすまない。その発言が他の人からどうとらえられるかがわからない。

ADHDとアスペルガー症候群はここが違う

同じ「相手を怒らせる」場合でも……

ADHDの人は

遅刻をしたりミスが多かったりと他人の怒りを買うような行動が多いが、他人の気持ちをくみ取る能力はある。

アスペルガー症候群の人は

他人の気持ちが理解できないために、失礼な対応をとったり、発言をしてしまい、その結果相手を怒らせてしまう。

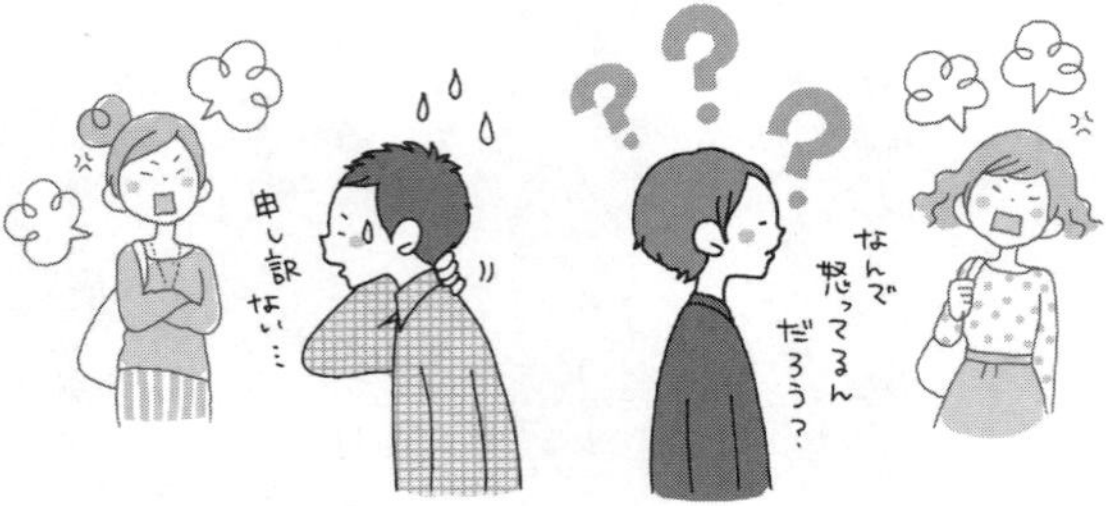

同じ「期限を守れない」場合でも……

ADHDの人は

ミスが多かったり、やるべきことになかなかとりかかれないことが原因。期限自体を忘れてしまうことも。

アスペルガー症候群の人は

作業の一部にとらわれ、そこを完璧にしようとするあまり作業全体が遅れてしまうことが原因。状況を把握することが苦手。

間違えられやすい「LD」の特徴は？

LDとは、知的能力はあるのに、読み書きや計算などに極端な遅れがある学習障害のこと。ADHDの人がLDを合併するケースはよくあります。

ＬＤは全体的な知的能力は標準なのに、読みが苦手（読字《どくじ》障害）、書くのが苦手（書字《しょじ》障害）、計算や算数が苦手（算数障害）など、特定の学習能力が小学校低学年では1学年程度、高学年以上では2学年相当以上遅れている状態をいいます。

読字障害では文章を読む、また内容を理解するのが困難。書字障害では文字を書く、漢字、作文で苦労します。パソコンの普及で楽になりましたが、申込書などを手書きするときに何度も間違えてしまいます。仕事はできても、報告書をまとめるのは苦手です。お金の計算や家計の切り盛りが下手という人には算数障害の人がいます。

ＬＤを持っていると、日常生活や仕事での能力に影響します。単に不注意だからできないというわけではなく、認知面に弱さを持っているためにうまくいきません。ＡＤＨＤの人がＬＤを合併することもあります。

ＬＤを持っていると、授業についていけず、学校生活が苦痛、いつもびくびくして過ごした、家でものみこみが悪いと言われることも多かったなど、自己評価の低い日々を過ごしてきた人も多いです。

算数障害を持っていると日常でも買い物時の釣り銭がピンとこなくて、店の人に少ししかおつりをもらっていないのに気づかないこともあります。小銭をうまく使えず、いつも札を出すので、財布の中はおつりの小銭だらけになったりします。

セール品などでどのくらい安いのかわからず無駄に買ってしまうとか、ローンを組むときやカードの支払い方法などで損をしているのに気づかないとか、消費者としての弱者になることもあります。

読み、書き、算数が極端に苦手な「LD」

LD＝

Learning Disability
（学習）　（障害）

知的能力は標準的にあるのに、
特定の学習で極端に遅れがあること

読字障害……読むのが遅い、内容の理解が難しい

書字障害……文章や漢字を書くことが苦手

算数障害……計算が苦手、数量などの概念の理解が困難

**ADHDは
LDを
合併することがある**

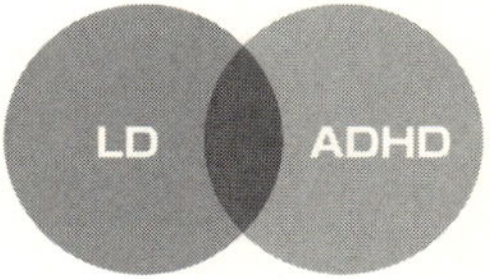

ADHDの人の多くは学習上の問題を抱えていることが多い。LDを合併していることが原因の場合もあるが、集中力が持続しないというADHD自体の症状が原因である場合が多い

間違えられやすい「うつ病」の特徴は？

〝片づけられない〟〝ミスが多い〟など、ADHDとうつ病は似たような症状が現れます。また、ADHDの人は、二次的にうつ状態になることもあります。

うつ病は、意欲の低下、食欲不振（または増進）、睡眠障害、将来への希望がなくなるなどの症状が現れ、全体的に活動のレベルが下がります。

そのために、部屋を片づけられない、やるべきことを忘れる、集中できないなどのADHDに似た症状が現れます。うつ病は過労や過度の心労などから発症しやすく、休養や薬物療法が必要です。

一方、ADHDの人は二次的にうつ病になることがあります。ADHDのために学校や職場でうまくいかない経験が続くと、次第に自信がなくなり自己肯定感も低くなり、うつ状態になっていくのです。

もともとADHDがあってうつ病になった人の場合には、抗うつ剤による治療だけでは状態が十分に改善しないこともあります。根本にあるADHDへの治療も併せて行うことが大切です。

うつ病のために、片づける意欲がなくなってしまう人は、ある時期まではそのようなことがないのが特徴です。「25歳頃から調子が悪くて、片づけられなくなった」など、あるときを境にそれまでできていたことができなくなるという特徴があります。

ADHDの人の片づけられない症状は、基本的には子どもの頃から継続しているものです。

活動のレベルが下がる「うつ病」

うつ病の主な症状

睡眠障害

食欲不振

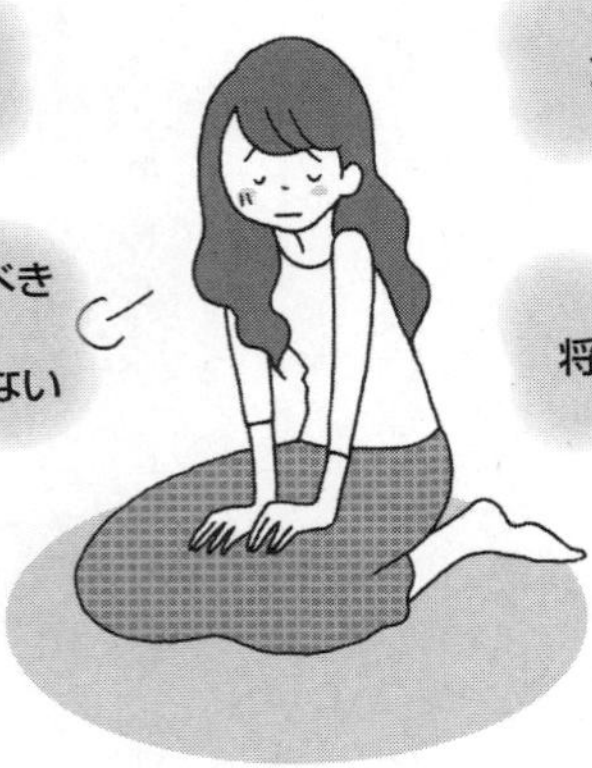

片づけややるべき
ことを忘れる
集中力が続かない

↑

ADHDと
似た症状

将来への不安

ADHDの人は、二次的にうつ病になることも

その場合

不注意や衝動性などのせいで、
頑張ってもよい結果が出ず、
焦ったり自分を責めたりしてしまうことが
大きな原因

**うつ病の治療だけでなく、
根本にあるADHDの治療を併せて行うことが重要**

間違えられやすい「双極性障害」の特徴は？

ADHDは気分の波があるという点で、双極性障害に似ていますが、双極性障害のほうが変動の波が大きく、周期も長いのが特徴です。

以前は躁うつ病と呼ばれていました。気分の波があり、躁状態のときには活動的になり動き回ることも多く、自分は何でもできるという有能感を持ち、お金の使い方も激しくギャンブルや性的逸脱行動が見られることもあります。

その時期が過ぎるとうつ状態となり、活動性は極端に低くなり憂うつでやる気が起きない、普段は楽しめる活動にも喜びを感じなくなるというように、気分の大きな揺れが見られます。

ADHDの人にも気分の波は見られることがあり、活動的、衝動的な行動をする点は似ていますが、双極性障害では気分の変動の波がずっと大きいのが特徴です。

またＡＤＨＤの人の気分の波は、一日に何度も見られる、または数日間続くなど持続期間が短いのですが、双極性障害の人の躁状態では2週間程度その状態が持続することが多いのです。

気分の波といっても、その波が高いときは活動的でよいという場合もあり、困るというほどのことでないこともあります。

アスペルガー症候群の合併があるＡＤＨＤの人の場合、関心のある活動をするときには文字通り寝食を忘れて没頭することがよくあります。数日の徹夜をものともせず取り組む様子はまるで双極性障害の躁状態が現れているかのようで、活動が終わるとどっと疲れて数日間虚脱状態になってしまい、うつ状態のように見えることもあります。このタイプの人は活動の量を調整することが大事です。もちろんアスペルガー症候群の人が双極性障害になることもあります。

"躁"と"うつ"が周期的に現れる「双極性障害」

双極性障害の主な症状

躁状態のとき

- 活動的で散漫
- 有能感を持つ
- 不注意で気が散る

など

2つの状態が周期的に現れる

うつ状態のとき

- 憂うつ
- やる気がなくなる
- 食欲不振・睡眠障害

など

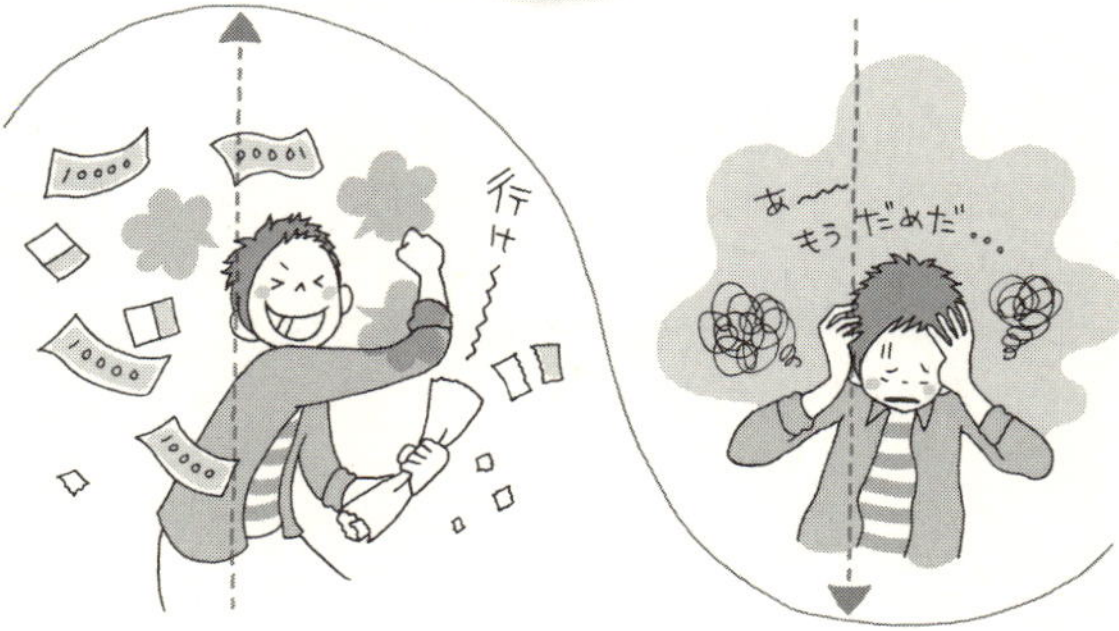

ADHDにも気分の波はあるが、
双極性障害ほど変動の波は大きくない。
また、ADHDの気分の波は持続的でなく
双極性障害とは異なる

コラム

ADHDは才能でもある

ADHDの人はあれこれ気が散り、ひとつのことを継続して行うのが苦手なことが多いです。

けれども、この特徴がいい方向に働く場合もあります。既成のルールや常識にとらわれない特徴が、誰も思いつかなかったような新しいアイディアを生み出す、直観力にすぐれるなど、創造性や独創性、また発想の柔軟さにつながることもあります。

芸術家や発明家、起業家などのなかにはこんな面をうまく仕事に生かしている人もいます。

衝動的に反応してしまうという面は、素早い判断が求められる局面では俊敏さ、卓越した行動力ともなります。こうした特徴は緊急性をともなう職種では重要な資質ともなります。

第2章

大人のADHD こんなときどうする?

毎日の生活で困難を感じているADHDの人も、ちょっとしたコツをつかめば、もっと快適に毎日を過ごすことができます。この章では、お悩みごとに具体的な対処法を紹介します。

大人のADHDの対処法①

時間の管理が苦手

「いつのまにか時間が経っていて、やるべきことができていない」というのがADHDの人の症状。時間割りをつくって、生活のリズムを整えましょう。

ADHDの人は時間の感覚が弱いことがあります。なにかに夢中になっていて、あるいはぼんやりしていて、「あっ、こんな時間！」となりやすいので、タイマーや携帯電話のアラームで、時間を区切るようにしましょう。

学生時代のように、自分用の時間割りをつくり、日々の生活のリズムを整えやすくします。時間割りが決まっているほうが、習慣づけやすいのです。

時間割りができたら、決めた時間に**始める**練習、決めた時間**続ける**練習、活動を**やり遂げる**（完了させる）練習をします。きちんとできたら自分に〝ごほうび〟をあげるシステムをつくり（87ページ参照）、モチベーションを上げ、かつキープします。

また、睡眠時間を十分取ることは、日常生活を整えるための出発点です。体と心を休息させ、明日は今日よりスムーズに暮らせる、を目指しましょう。

ADHDの人は時間の感覚が弱いので……

・仕事や家事を段取りよくこなせない
・いつも時間に追われて休息の時間が持てない

⇦そこで、時間の枠組みをつくることで段取りがよくなる

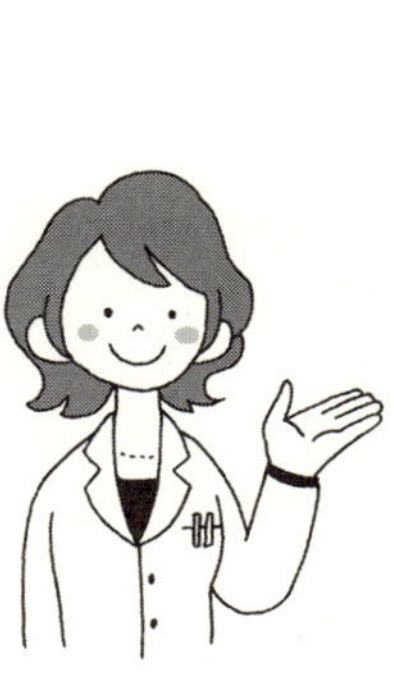

時間割りとアラームで解決

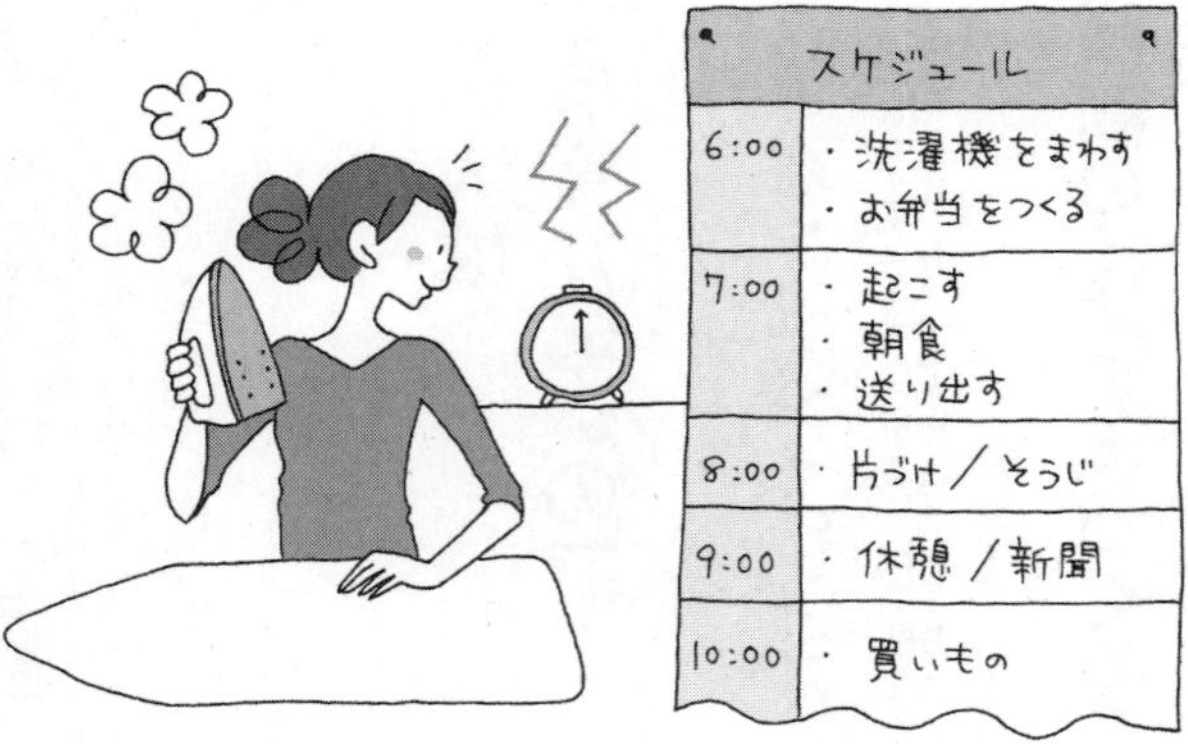
スケジュール
6:00
・洗濯機をまわす
・お弁当をつくる
7:00
・起こす
・朝食
・送り出す
8:00
・片づけ／そうじ
9:00
・休憩／新聞
10:00
・買いもの

時間割りをつくるときのポイント

とにかく「完璧にしない」こと。時間割り通りにできないと「私ってダメなんだ」と自己評価を下げてしまうので、休憩時間を設けるなど「ゆるめ」の時間割りにすることが重要です。

　必要な睡眠時間は人によって違いますが、7時間くらいは確保したいもの。少なすぎると日中の眠けが起こりやすくなります。

大人のADHDの対処法②
せっかちですぐにイライラしてしまう

ADHDの人は衝動的で気持ちの抑制が苦手なので、イライラすることがよくあります。自分がせっかちだと自覚し、上手に心にブレーキをかけましょう。

まずは、自分がせっかちという事実を受け入れてください。ほかの人がみんなぐずぐずしているように思えるときは、あなたがせっかちなのかもしれません。人をせかさず、自分がペースダウンします。車を運転していて、黄色信号や赤信号に変わるか変わらないかで交差点に突っ込むのを繰り返しても、事故のリスクがどんどん高まるだけで、到着時間はそんなに変わらないのと同じです。

イライラすると、心のエネルギーを無駄遣いしてしまいます。イライラされると相手も嫌な思いをするので、人間関係も悪化してしまいます。好転させるためにはあなたの時計をゆっくり刻ませることです。また、イライラしそうになったら、その場から離れ、クールダウンするのもよい方法です。
程よくブレーキをかければ、かえって仕事ははかどり、周りとのコミュニケーションもよくなります。

ＡＤＨＤの人は、
じっとしていたり、相手の話を長時間聞くのが
苦手なので……
すぐにイライラしてしまう

⇦イライラしたら、心にブレーキをかけよう

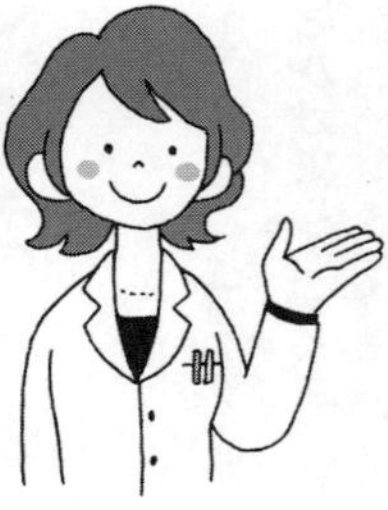

心にブレーキをかける練習をしよう

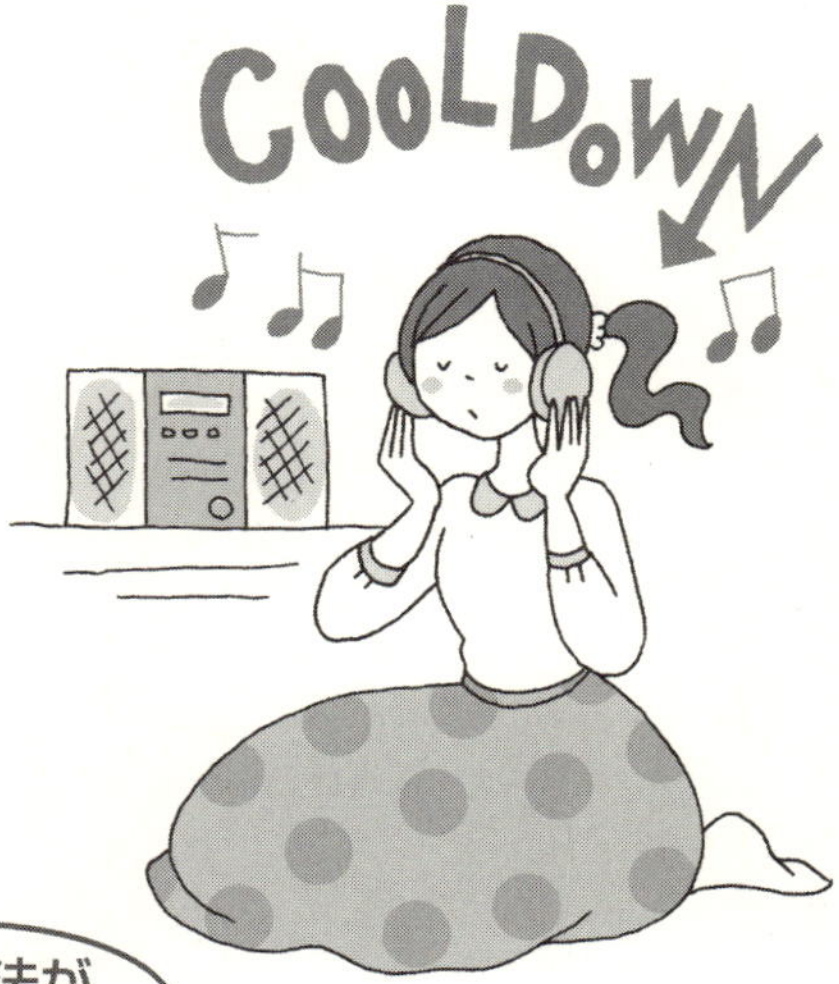

この方法がおすすめ

- その場から離れる
- ゆっくり深呼吸をくり返す
- 音楽を聴いてクールダウン
- お守りグッズを持ち歩き、イライラしたらそれを見て気持ちを落ち着かせる

大人のＡＤＨＤの対処法③

結論を急ぎ、失敗してしまう

すぐにものごとの白黒をつけたがるのがＡＤＨＤの特徴。何かを決断するときは、メリット、デメリットを冷静に考えるようにしましょう。

ＡＤＨＤの人は重大な決断を衝動的に行う傾向があります。感情に左右されやすく、またものごとの保留状態に耐えるのが苦手。性急に白黒つけたくなるのです。大事な意思決定をする際も「待つ」ことが大事。結果をすばやく手に入れたい気持ちはわかりますが、少し考え、少し待ち、反応を遅らせることでよりよい判断ができ、自分にとってよりよい結果が生まれることも多いでしょう。

会社を辞める、離婚する、家を買うなどでは、特に、その行動をするメリット、デメリット、しないことによるメリット、デメリットを考えてみましょう。

表にして比較すると、客観的に判断できるのでおすすめします。同じ「待つ」でも、列に並んで待つのはささいな「待つ」ですが、この場合はイライラを意識から消す作戦でいきます。「このくらい待つのは普通。私はイライラしないぞ」と心を落ち着けて。一緒にいる人まで不愉快にさせずにすみます。

ADHDの人は、「待つ」ことが苦手なので……
ものごとを保留の状態にしておくことを嫌い、
衝動的に重大な決断をしてしまう
例えば、会社を辞める、離婚、家や車の購入など

⇦行動に移す前に、冷静に考える時間をつくろう

決断する前に
メリット、デメリットを表にしてみよう

	メリット	デメリット
会社を辞める	気持ちがスカッとする これ以上がまんしなくていい	経済的に困る
会社を辞めない	社会的な安定 家族が安心	イライラが続く

でも、

解消できる方法がある

頭で考えるだけでなく、表に書き出すことで、より客観的に判断することができます。

大人のADHDの対処法④

「片づけ」が下手で部屋がゴチャゴチャ

ADHDの人の中でもとくに多いのが、「片づけられない」症状。収納場所を決めること、ラベルを貼って物の住所を明確にすることが解決の近道です。

片づけは、物の量と収納スペースのバランスを整え、それぞれの物の収納場所を固定し、ラベルを貼ることによって解決します。

自分にとって重要なものとそうでないものをきちんと分けましょう。また、いったん片づけた後は、散らかるスピードと片づけるスピードを同じにすれば、キレイな状態を維持できます。「またあとで」「めんどう」と思ったそのときこそが、片づけを行うベストの「そのとき」だと思うようにします。

自分にとって興味がないとしても、社会通念として重要なもの（預金通帳、健康保険証、印鑑、確定申告のための領収書、年金手帳など）は、あちこちに置かないでファイルするなどし、必要なときにすぐ取り出せるシステムをつくります。
また、何をどこにしまったかをリストに書き出しておけば、忘れっぽいあなたに役立ちます。

ＡＤＨＤの人は、物を分類し、整理することが苦手……

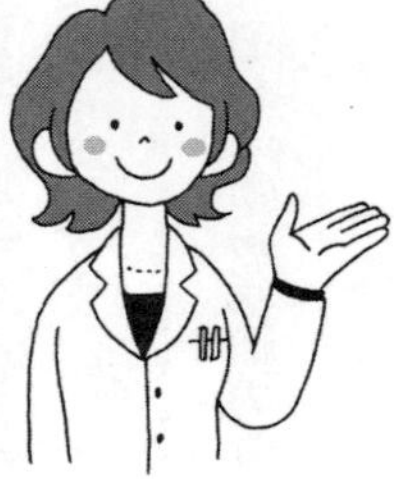

⇦物の収納場所を決め、リストづくりをしてみよう

片づけ上手になる3ステップ

①物を仕分ける

「使う物」「使わない物」「決められない物（保留）」の3種類に仕分けを。保留の物は1年保管した後、再仕分けして。

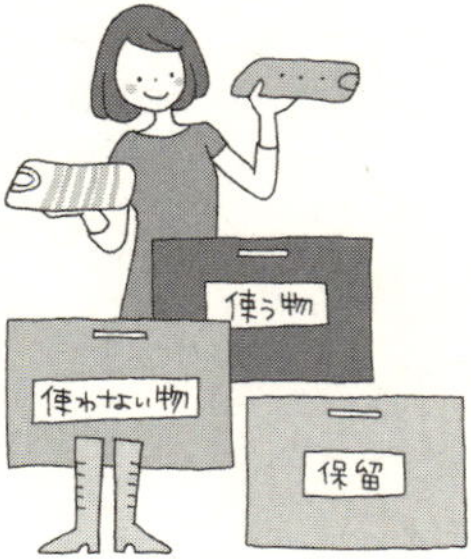

②物の住所を決める

物の置き場所が決まっていると片づけやすい。収納場所を決めたら、目立つラベルを貼っておき、使ったら必ずそこに戻す癖をつけよう。

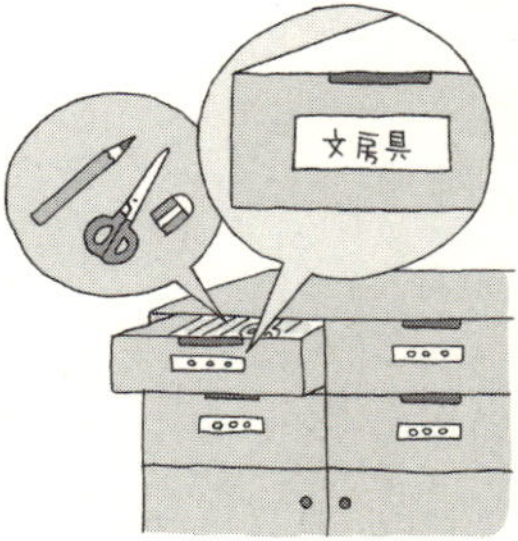

③「またあとで」と思ったときに片づける

散らかっていても面倒くさくて見て見ぬふりをしてしまいがち。「またあとで」と思った瞬間に「今やろう」と意識を切り替えられれば確実に「片づけられる人」になれます。

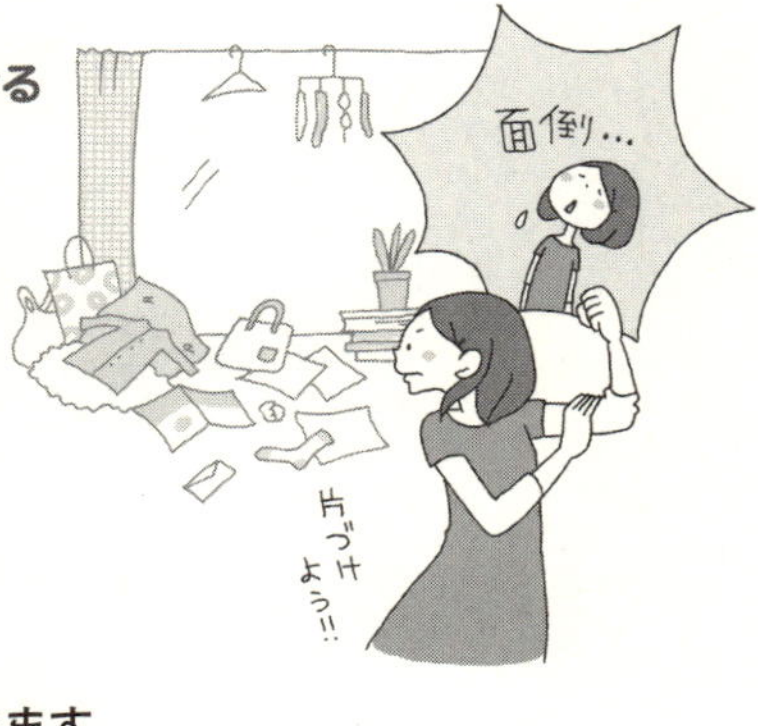

続けていれば、先延ばしの誘惑はだんだん減っていきます

大人のADHDの対処法⑤
いつも三日坊主で終わってしまう

「やろう」と決めてもなかなか続かないADHDの人は、“少しゆるめの目標”と“ごほうび”で、モチベーションをキープしましょう。

なにごとも続かないのがADHDの人の悩み。そんなときは、来月までこれを続けていたらどうだろうとイメージしてみましょう。ダイエット中なら、「今ここでおいしいケーキ（またはお酒）を口にするのと、1ヵ月に1・5キロやせているのとどちらがいい？」と自問します。今の楽しみを選択すれば、ダイエットの計画は実現しません。

脳の腹側線条体のわがままを聞くのか、自分に役立つ目標を達成するのかの選択です。ダイエットの場合なら、できるだけ「目標」を選び、掟破《おきて》りは週1回くらいにしておけば大丈夫です。
衝動買いが悩みのあなたなら、３万円は貯金し、衝動買いは月１回、１万５０００円までなどと決めましょう。自分にとって厳しすぎる目標設定をせず、これならやれるというものにして、「やったね」の快感を味わい、自信を持ちましょう。

ADHDの人は
意志を持続させるのが苦手なので……

●決めたことが続かない
●目先の誘惑にとらわれやすい

⇦目標を自分ができそうなレベルに設定する

“ゆるめの目標”を設定することが大事

※掟破りもたまにはOKにする

お金を貯める場合	ダイエットの場合
ひと月に必ず3万円貯金する。ただし、1ヵ月に1度は1万5000円は衝動買いをしてもいいことにする	夜8時以降は何も食べないようにする。ただし、1週間に1度だけケーキを食べたりお酒を飲んだりしてもいいことにする

「これならできそう」という
目標にして、
達成感を味わおう

“ごほうび制”でモチベーションを高めるとどんどんうまくいく！

ADHDの人は「しっかり念じて」や「決意を持って」がなかなかうまくいきません。そのような内的な動機づけでは、やる気の継続がむずかしいのです。つい信念を忘れ、決意を無視し、易きに流れます。

これを防ぐには、外的な動機づけが必要。そのためには、この目標を達成したら、ごほうびとして何かをもらえるという“ごほうび制”が威力を発揮します。

食後にすぐ後片づけをしたら1ポイント、気になる箇所の片づけができたら3ポイント、などと苦手なことにごほうびポイントをつけます。

200ポイントになったら、何かごほうびというようにしてみましょう。

子どもじみていますが、効果は絶大です。配偶者に対しても、ゲーム感覚で提案してみてもいいですね。

「洗いものはためずにすぐに洗おう」と決めた場合

ADHDじゃない人は……

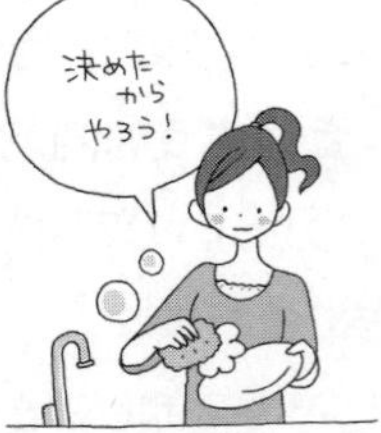
決めたからやろう!

ADHD でない人は、決めたことはきちんとやることができる。

ADHDの人は……

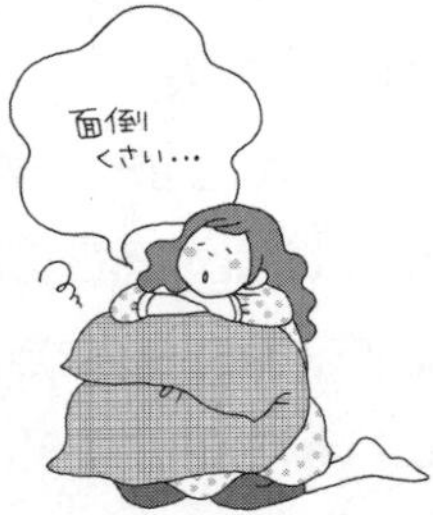
面倒くさい…

ADHD の人は、決意しても面倒くさく感じてやめてしまったり、決意したこと自体も忘れてしまったりする。

"ごほうび制"を導入すればモチベーションアップ!

決めたことがきちんとできたら1ポイント、というようにポイントを与えます。それが何ポイントかたまったら、自分にごほうびをあげるシステムをつくると、達成感が味わえてモチベーションもキープできます。

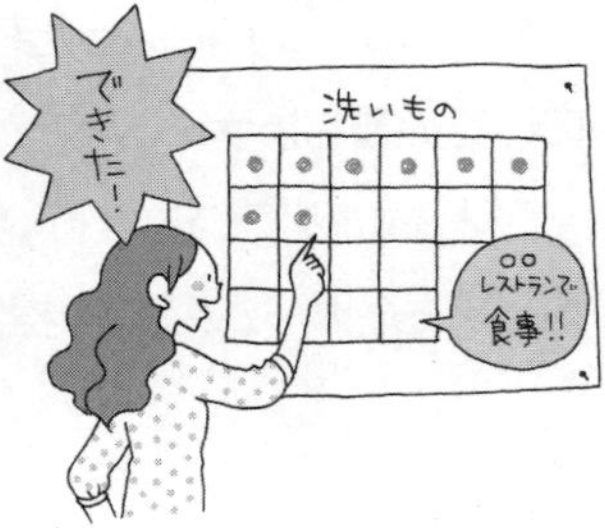
できた!
洗いもの
○○レストランで食事!!

大人のADHDの対処法⑥
仕事や家事に**集中できない**

集中力が続かないのもADHDの人の大きな特徴。物理的に集中力を妨げるものを自分の周りから遠ざけると、気が散りにくくなります。

集中できないときは、まず自分のコンディションを客観的に見てみましょう。体調、気分ともに良好なのに集中できない場合と、身も心も疲れきっているときに集中できないのとでは大きく違います。

後者であれば、休養が何よりも必要です。自分の日常を見直し、優先度の低い活動を減らし、睡眠を十分に取ることも必須です。食生活の偏りもチェック。

前者の場合、自分の周りの集中力をそぐものを減らします。邪魔な音や物をなくし、テレビなどを消します。また楽しいことに気を取られて集中できない場合、それらも遠ざけておきます。誘惑が大きいときには、「○時まで仕事をしたら、~をしよう」とタイマーをかけて時間を区切って集中してみましょう。同じように、「この仕事が片づいたら、ゴルフに行こう」「買い物をしよう」「テレビを見よう」など自分にごほうびをあげるのも効果的です。

ADHDの人は、集中力が続かない
体調・周囲の環境にも
影響されやすい

⇦**集中力をそぐものを遠ざけよう**

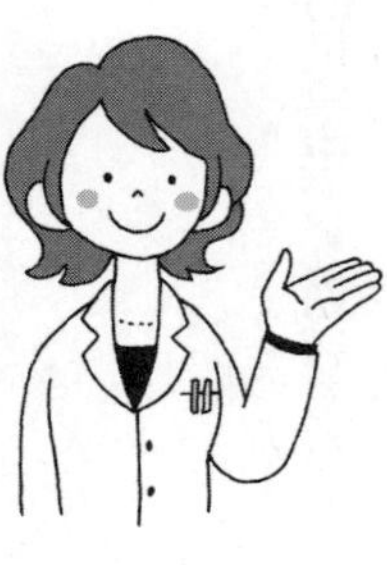

仕事や家事、勉強に集中できないときは、今の自分の状態を確認

体調・気分は良好なのに、集中できない	心身ともに疲れていて集中できない
↓	↓
集中力をそぐものを自分の周りから遠ざける	休養を取る

具体的には……

テレビや雑音、マンガや雑誌を排除する

それでも集中力が続かないときは……

タイマーをかけて時間を区切る

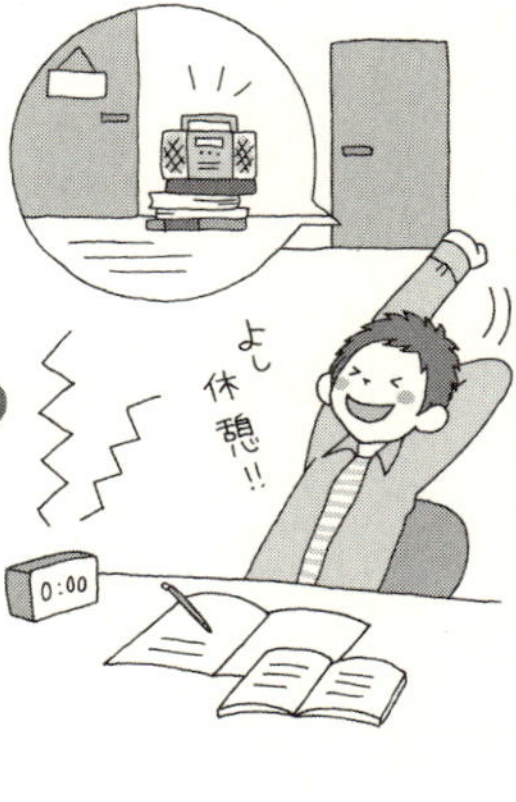

大人のADHDの対処法⑦
遅れるつもりはないのに**遅刻**してしまう

始業時間や、待ち合わせの時間についつい遅れてしまうのは、所要時間の見積もりが甘いことが原因。準備にかかる時間や乗り換え時間を見直そう。

遅刻はあなたが思っている以上に、世間の評価は厳しいものです！　10分や15分遅れても、事は重大。定刻でも遅いのです。社会生活をしていくには自分の価値観ではなく、相手や社会のルールに合わせないといけません。

ＡＤＨＤの人は時間の見積もりが下手で、どこかへ出かけるときに、交通機関の乗り換えや所要時間の見積もりが甘い場合が多いようです。見積もりの仕方を見直しましょう。特に大事な用のときは事故による電車の遅れや交通渋滞なども見積もりに入れておきます。持ち物リストをつくっておいて前日にしっかり準備

Illust: Yoshifumi Hasegawa
Design: Suzuki Seiichi Design Office

本のタイトルを
お書きください

a　本書をどこでお知りになりましたか。

1 新聞広告(朝、読、毎、日経、産経、他)　2 書店で実物を見て
3 雑誌(雑誌名　　　　　　　　　　　　　)　4 人にすすめられて
5 ＤＭ　6 その他(　　　　　　　　　　　　　　　　　　　　　)

b　ほぼ毎号読んでいる雑誌をお教えください。いくつでも。

c　ほぼ毎日読んでいる新聞をお教えください。いくつでも。

1 朝日　2 読売　3 毎日　4 日経　5 産経
6 その他(新聞名　　　　　　　　　　　　　　　　　　　　)

d　この文庫についてお気づきの点、ご感想などをお教えください。

e　ノンフィクション・実用系で、よく読む文庫は？(○をつけてください。複数回答可)

1 小学館文庫　2 だいわ文庫　3 三笠 知的生き方文庫
4 三笠 王様文庫　5 光文社 知恵の森文庫　6 ＰＨＰ文庫
7 祥伝社 黄金文庫　8 河出夢文庫　9 日経ビジネス人文庫

郵便はがき

料金受取人払郵便

小石川局承認

1572

差出有効期間
平成29年3月
19日まで

112-8731

東京都文京区音羽二丁目
十二番二十一号

講談社 第一事業局

講談社+α文庫係 行

今度の出版企画の参考にいたしたく存じます。ご記入のうえご投函くださいますようお願いいたします（平成29年3月19日までは切手不要です）。

ご住所 〒□□□-□□□□

お名前《ふりがな》

年齢（　　）歳

性別 1男性 2女性

★今後、講談社からの各種案内がご希望の方は、□内に✓をご記入ください。 □希望します。

TY 000012-1504

しておけば、忘れ物や探し物で時間をロスするのを防げます。

朝起きるのが苦手で、遅刻してしまうと言う人、就寝時間が遅すぎませんか?十分な睡眠時間を取ることも、とても大事な治療法のひとつです。適度な睡眠ほど脳に効く薬はありません。せめて7時間は寝ましょう。ADHDの人には普通より多めの睡眠時間が必要な人もいます。

ADHDの人は時間の見積もりが下手
忘れ物や探し物で時間のロスをすることも
時間を逆算して考えるようにしよう

大人のADHDの対処法⑧

面倒なことはついつい先延ばし

夏休みの宿題がギリギリまで終わらなかった人は、大人になっても先延ばしグセが直らないことも。面倒なことこそ早く終わらせるコツを紹介します。

日常的に面倒なことをつい先延ばししてしまう人。むずかしいから先延ばししたいもの、簡単だけど先延ばししたいものなど、いろいろありますね。

先延ばしすると、何を得、何を失うか。すばやくやることは「当たり前」、と評価されないとしても、遅いのはマイナス評価になります。

ＡＤＨＤの人が気をつけたいのは、先延ばししているうちに忘れてしまうリスクがあること。これではミスになってしまいます。面倒と思うことはリストにして、朝いちばんにやる、昼休みのあとすぐやるなど、習慣づけるのも手です。

「面倒」と思ったときが、やりどきです。

難しいからと先延ばしになっていることは、何がネックになっているかを見極め、それに対処します。

長期のプロジェクトはギリギリになって始めがちなので、期限より30％くらい早めの時間で一応仕上げる気持ちでいきましょう。

ときどき上司に進捗《しんちょく》状況を報告するのも、いいやり方です。

ADHDの人は段取りが悪く面倒なことを先送りしがち……

⇦「面倒」のリスト化で乗り切ろう

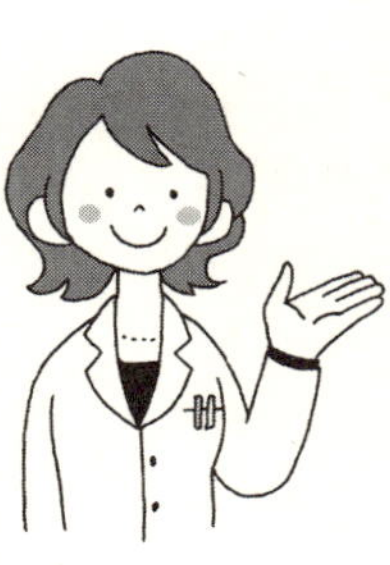

面倒なことはリスト化して決めた時間にやる

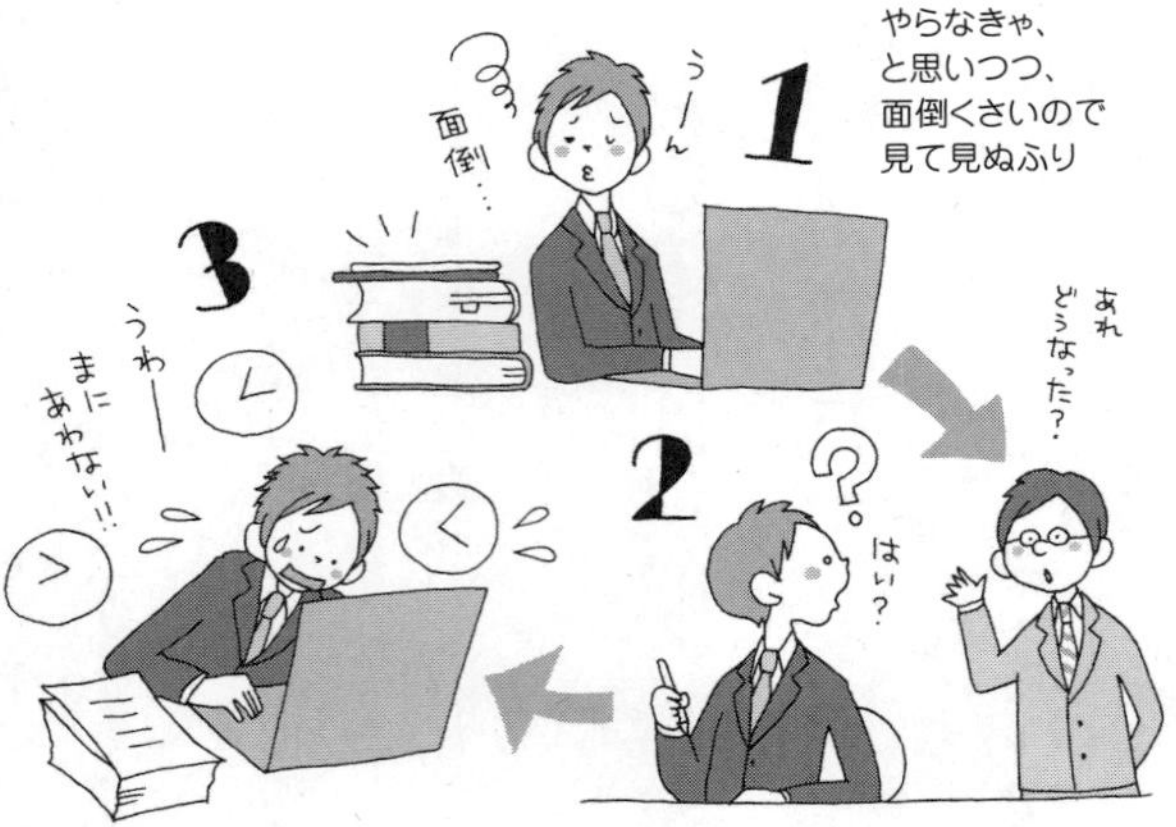
面倒…
うーん
1
やらなきゃ、
と思いつつ、
面倒くさいので
見て見ぬふり
3
うわー
まにあわない!!
2
あれどうなった?
はい?

期限ギリギリになって
焦ってやり始め、中途半端な出来に

そのうち、すっかり忘れてしまい、
上司から指摘される

こうして解決!

- やるべきことを書き出して、ひとつひとつ完了させていく
- 「朝イチ」「お昼休みのあとすぐ」など、時間を決めてやる
- 上司に進捗状況をこまめに報告する
- 長期プロジェクトの場合は、締め切りより30%早めに仕上げるつもりで

大人のADHDの対処法⑨
うっかりミスが多い

ADHDの人は、注意力が足りず、他の人に比べてミスが多いのが特徴です。スマートフォンやメモ、手帳などのツールを使えば、〝うっかり〟を減らせます。

うっかりは誰にでもあるとはいうものの、「うっかり頻度」が高すぎると、周りから「だめな人」と思われてしまいます。ワーキングメモリー（記憶のお盆）が小さいためにやるべきことを忘れがちで、その結果ミスが多いADHDの人には、これを補うツールが必要です。

ひとつは毎日の業務や家事をルーティン化すること。決めたやり方で決めた時間にするのを繰り返しながら、習慣にしていきます。

しかしこれも万全ではないので、チェックリストで漏れがないかを確認します。

メモや手帳を使いこなすのも大事。スマートフォンは忘れにくいアイテムなので、スマートフォンのアラームやカレンダー機能、メモを使うのもいい方法。

速さと正確さは、ADHDの人の仕事において重大な問題。速くてミスが多いより、たとえ遅くても、正確さを優先させます。

ADHDの人は、ワーキングメモリーが小さく、どうしてもミスが多くなる……

⇦手帳やスマホなどツールを使いこなして解決!

手帳やスマホを上手に利用しよう

手帳は書き方を工夫して

- 色ペンや蛍光マーカーを使う
- 太字にする
- 囲みをつける
- 付箋を貼る

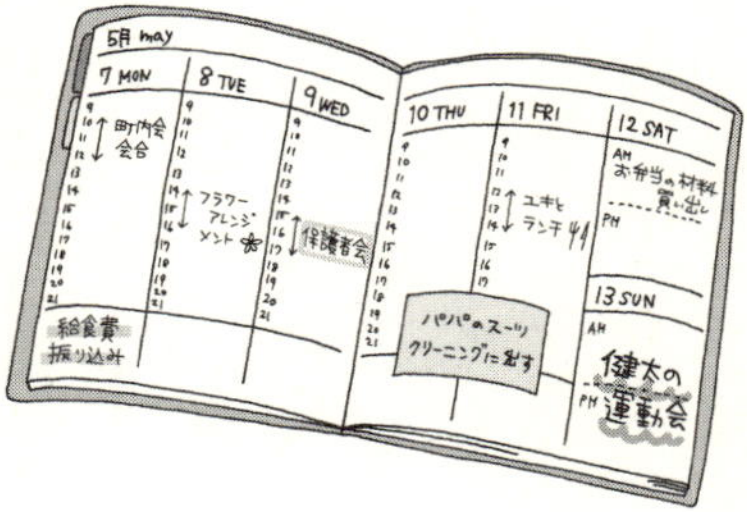

視覚的にパッと
わかるようにしておく

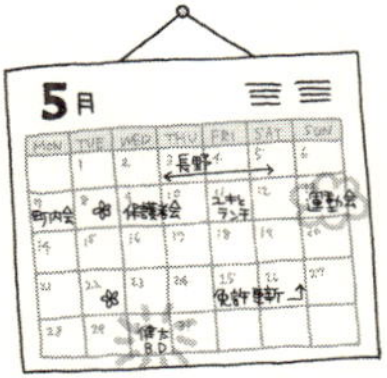

手帳をなくしたときのために、
家のカレンダーにも書き込み、
二重にバックアップをとると安心

スマホは アラーム機能を利用して

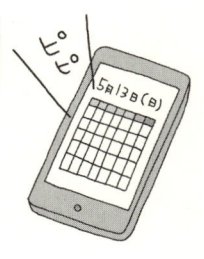

スマホのカレンダーを利用したり、
アラームを設定して音で予定を
知らせるなどの工夫をしよう

大人のADHDの対処法⑩
すぐに〝くよくよ〟してしまう

ADHDの人は、ミスをしたあとに〝くよくよ〟しがちですが、それでは何も解決しません。思い悩むよりも、原因を見つけて繰り返さないことが重要です。


気をつけていても、ときにミスは起きます。しかし、それでパニックになったりくよくよしたりすると、状況をさらに悪化させます。

まずは謝るべき人に謝りましょう。ミスを受け入れて、感情的に反応しないようにします。ミスをしたときほど、理性的に対応しなければなりません。きちんと謝れば許されることも多いのです。

次に、同じミスを繰り返さないための方法を考えます。くよくよ思い悩まず、ミスの原因は何かを見つけます。わからないときは周りの人にアドバイスを求めてもいいでしょう。

失敗したときの記録を取り、よりよい対処法も書いておきます。これを時々見直して、同じミスを起こさないようにします。ミスは誰にでもあるとは言っても、ＡＤＨＤの人はやはりミスの頻度が高く、しかも同じミスを繰り返しがちなので、それで評価を落としてしまいますから……。

ＡＤＨＤの人はミスが多い……
〝くよくよ〟思い悩んだり、
パニックになってしまうことも

⇦ミスの原因を見つけ、繰り返さない工夫を

ミスをした後は、こう対処しよう！

① 謝るべき人にはきちんと謝る

感情的になって「自分は悪くない」と主張すると、その後の人間関係にも支障をきたします。ミスをしたときほど、いつもより理性的になって、必要な人にきちんと謝るようにしましょう。

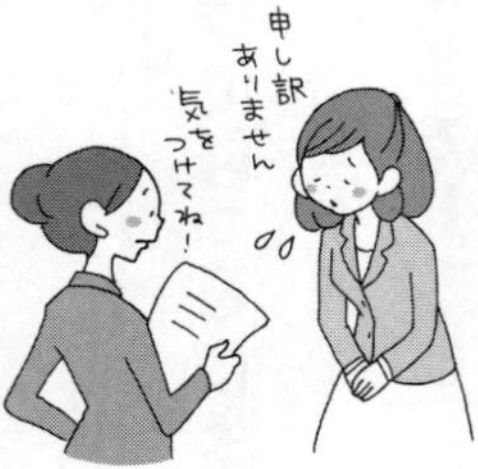
申し訳ありません
気をつけてね！

② ミスの原因を見つけて、対処法を考える

"くよくよ"思い悩むだけでは、何も成長しません。「ミスはチャンス」ととらえ、ミスの原因を分析して対処法を考えましょう。周りの人にアドバイスを求めてもいいでしょう。二度と同じミスは起こさないようにすることが重要です。

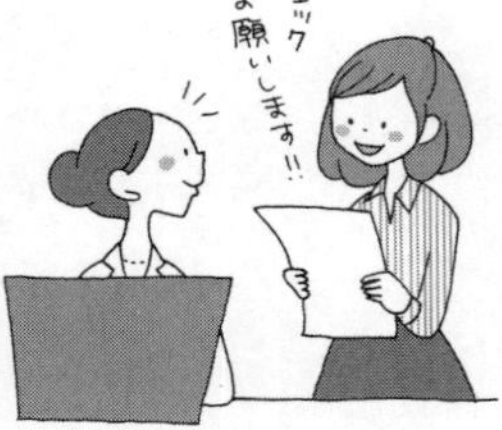
チェックお願いします!!

ADHDとの向き合い方①
ADHDの夫

ADHDの夫は、家事分担どころか自分のこともきちんとできず、子どもがひとり増えたかのよう。休日も自分のペースで行動しようとします。

ADHDの夫は、会社で管理職としてバリバリやっている人から、転職ばかりしてなかなか仕事が定まらない人まで、社会適応に幅があります。

家では家事の分担どころか自分の物の管理もなかなかできません。出しっぱなし、やりっぱなしは子どもとそっくり。子どもがひとり多いと感じる奥さんも多いようです。

せっかちで自分中心のため、家族はお父さんのペースについていくのがたいへん。あるいは超マイペースで、ものぐさで家族とリズムが合わないという人もいます。家のことは奥さんが中心にやるという古典的な価値観のなかではなんとかなるものの、共働きや新しい価値観を持つ家庭ではいろいろ軋轢《あつれき》もあります。自分では特に問題だとは考えない人が多いので、夫婦間でもめることも多いようです。家族のためにちょっと自分を見直してみましょう。

ADHDの人は「どうしても散らかしてしまう」……衝動的な行動も多い

⇦ごく簡単なレベルの片づけ&スケジュール管理を

ADHDの夫との上手な向き合い方

すぐに散らかす

⇩

夫専用BOXをつくる

脱ぎっぱなしや置きっぱなしで、家の中をすぐに散らかす夫には、専用のBOXを用意して、そこに何でもポンポンいれてもらうようにしよう。

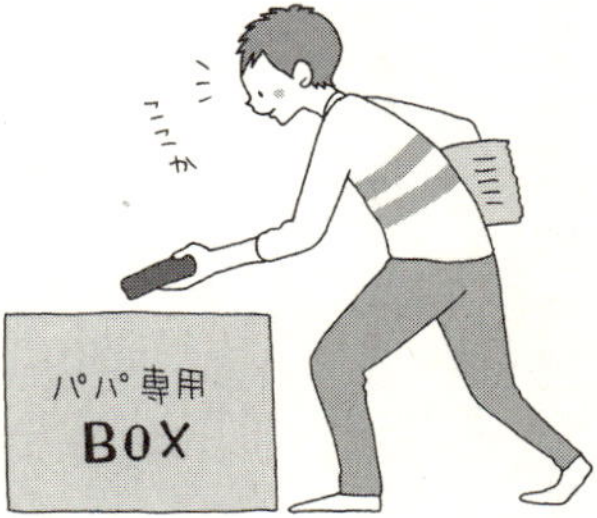
パパ専用
BOX

予定をすぐに忘れる
勝手に休日の行動を決める

⇩

メールやボードで予定を知らせておく

衝動的で不注意なADHDの夫は、予定を忘れたり、勝手に決めたりして家族を振り回すことも。メールで事前に予定を知らせたり、家にボードを置いて予定を書いておくなどの工夫を。

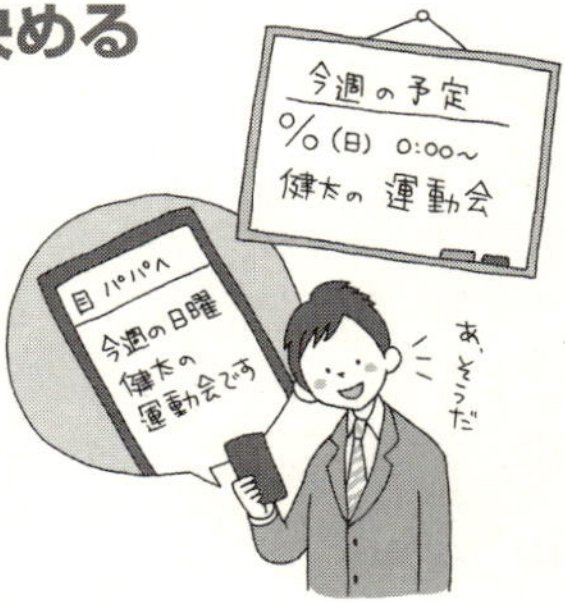
今週の予定
○/○ (日) 0:00～
健太の 運動会
パパへ
今週の日曜
健太の
運動会です
あ、そうだ

Point

ADHDの夫は、ほめておだてて力を引き出そう!

ADHDとの向き合い方②

ADHDの妻

同じことの繰り返しで、できて当然とされる家事を負担に感じるADHDの妻は多いようです。仕事と両立させたほうがかえってうまくいく人もいます。

いろいろなことに気を配るのが苦手なADHDの妻が、家庭と仕事を両立させるのは困難なのでは、と思いがちですが、仕事をしているほうがうまくいく場合も多いようです。「仕事では、頑張ったことは評価されるし、刺激もあるので楽しい。それに比べて、家事が重荷……」と嘆くADHDの女性がたくさんいます。毎日基本的に同じことの繰り返し、できて当たり前、うまくいっていないと非難されがちな家事は、あまりADHDの女性向きではありませんね。

ADHDの妻には、育児も簡単ではありません。仕事と家庭の両立が大変だから仕事はやめたという人も、家事だけなので負担が少なくなったかというとそうでもないのです。夫の協力や家事代行サービスの利用も考え、負担を減らしましょう。夫は、責めるのではなく、手を貸し、アイディアを出し、協力していきましょう。

ADHDの人は毎日の家事が苦手、負担に感じる……さらに片づかない悪循環

⇦省力化と夫のサポートが大切

ADHDの妻との上手な向き合い方

片づけが苦手

↓

片づけの仕組みをつくってあげる

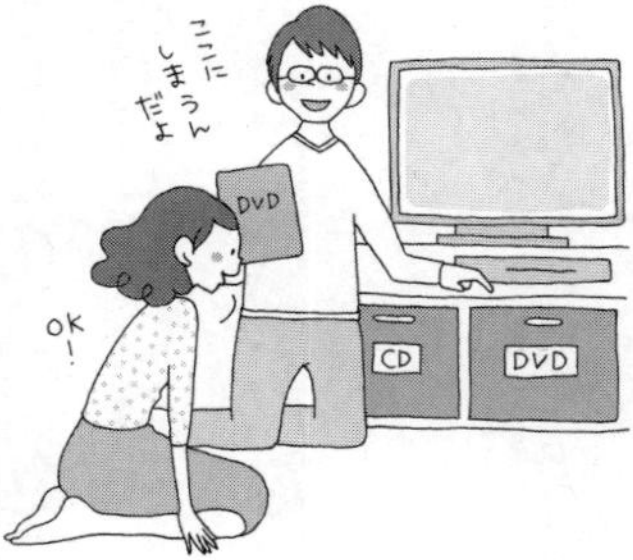
ここにしまうんだよ
DVD
OK!
CD
DVD

ADHDの妻は、どこにどう片づけていいかわからないので、
置き場所にラベルを貼るなどして
誘導をしよう。

毎日がてんてこ舞いで、家事が進まない

↓

休日は子どもを連れて出かけ、妻を一人にしてあげる

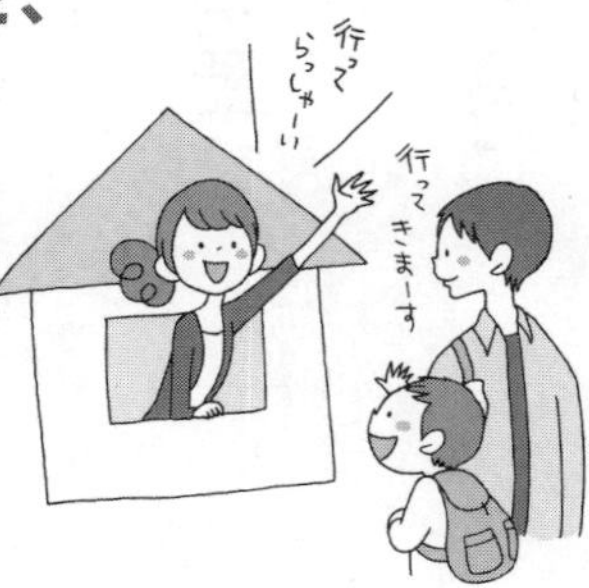
行ってらっしゃーい
行ってきまーす

家事が段取りよくできない妻には、
一人の時間をつくってあげて。
リラックスできると同時に、その時間に
家事に専念することもできる。

Point

ADHDの妻には、口は出さずに手を出して(手伝って)!

苦手はこうして乗り越えよう!

料理が苦手

献立に迷わないよう、曜日ごとに「クイックメニュー」を決めておく。「月曜日は焼き魚、野菜の煮物、汁物」「火曜日はカレー(シチュー)、サラダ、スープ」「水曜日は肉料理、サラダ、スープ」など。カット野菜、冷凍食品などを常備しておく。

洗濯&アイロンが苦手

洗濯物はハンガー干しで、そのまま取り込む（たたまずにすむ)。ノーアイロンのシャツにする（アイロンをかけずにすむ)。乾燥機や浴室乾燥、ドライヤーなど活用して、少しでも手間を省く。

掃除が苦手

ハンディモップ、コードレス掃除機などで、気づいたときにササッと掃除できるようにしておく。週末の恒例行事にして、夫や子どもも一緒に。ロボット掃除機やプロの手を借りても。片づけは場所を決めて、1箇所ずつやっつける。

事務処理が苦手

やるべきことをリスト化して、できたものから消していく。達成感を味わえ、それが快感となればしめたもの。苦手なことこそすぐやる習慣を身につける。書類などはなくさないように、決めておいた場所にすぐしまう。

忘れっぽい

とにかくメモをとる習慣を。メモは1冊にまとめる。内容や相手によっては、ＩＣレコーダーに録音させてもらう。ママ友とは仲良くして、行事などの情報をこまめに知らせてもらうネットワークをつくる。

日々の片づけができない

食卓やソファーの回りにはモノを置かない。リモコンなど散乱しがちなモノは、ケースにまとめて収納する。ゴミ箱は少し多めに置いて、こまめにゴミを捨てられるようにしておく。使う場所の近くに収納し、使ったモノはすぐにしまう。

子育てが苦手

基本の一日の過ごし方を決めて、なるべく守る。とにかく子どもには愛情をもって接する(甘やかしではなく)。一人で抱え込まずに、家族や周囲の協力を得られるようにしておく。

お金の管理が苦手

公共料金など支払いは自動振替にする（その手続きを今すぐする)。クレジットカードは限度額を設定して、リボ払いやカードローンは利用しない。可能なら配偶者に家計の管理をお願いする。

ADHDとの向き合い方③

夫婦関係のトラブルには

家庭生活での不満はどんどん積み重なっていくもの。取り返しがつかない状態にまで悪化する前に、第三者を挟んで歩み寄る努力を。

夫婦のどちらもが散らかし屋さん、もしくはのんびり屋さんだと夫婦関係はうまくいきますが（あまりないケースですが）、一方がてきぱき段取りよく仕事を進め、きちんと片づけもしたいタイプ、片やマイペースで気分まかせ、思いつきで行動するADHDタイプとなると、トラブルが絶えません。配偶者の後始末で毎日が終わってしまうとうんざりした気分に襲われるかもしれません。

家庭生活は毎日同じことの繰り返しなので、どんどん不満がたまっていきます。また、お互い人の欠点は目につくけれど、自分のことには気づきにくいものです。
こんなときは中立な立場の第三者に間に入ってもらい、お互い少しずつ歩み寄って役割を見直し、やり方を改めて過ごしやすくなるような工夫をする必要があります。家庭生活での悪循環から抜け出すのは、ほかの状況よりもむずかしいのです。子どもへの影響が出ないように早めの対応が重要です。

どちらかがADHD、もしくは
夫婦でタイプが違うと
……トラブルが多くなりがち
⇦まずは、お互いの「苦手」を意識することから

夫婦間のトラブルは第三者を挟んで解決

お互いのタイプが違うとトラブルが絶えない！

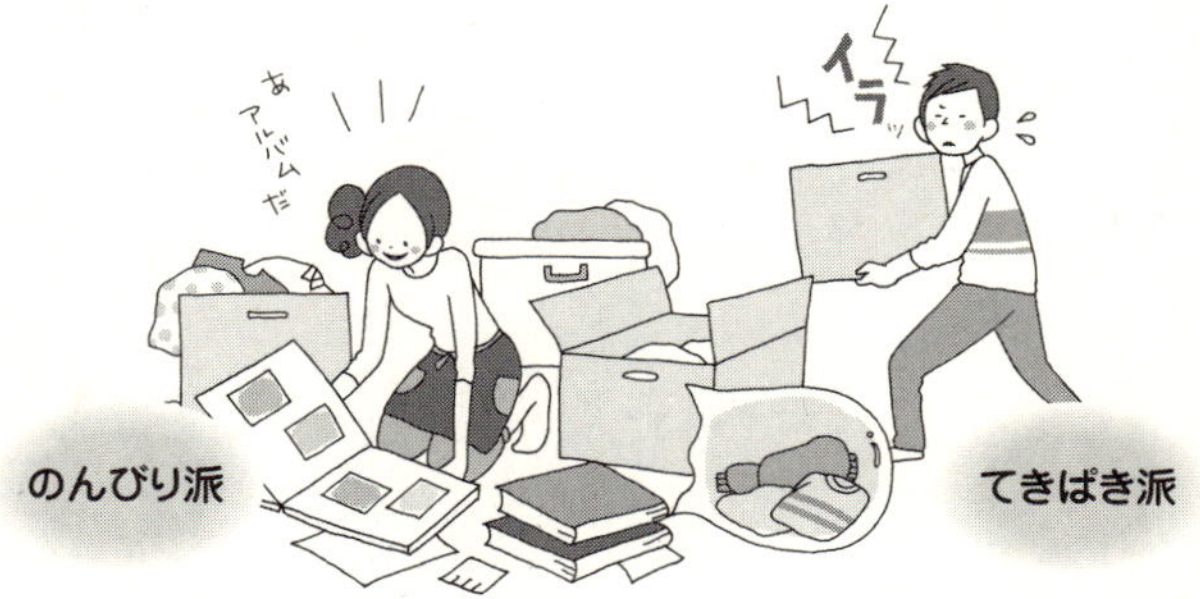

しかも

家庭生活は毎日同じことの繰り返しなので、
不満がどんどん積み重なっていく！

どうしたら解決できる？

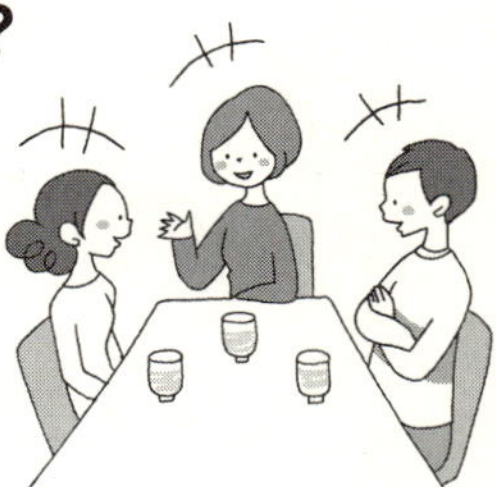

- 第三者を挟んで冷静に話し合い、少しずつ歩み寄る
- 家事の分担など二人の役割を見直し、やり方も改める

ADHDとの向き合い方④

ADHDの子どもはどう育てればいい?

ADHDの子どもに、強引なしつけや厳しい叱責は悪影響。無理のない目標を立て、できたらほめるという方法で、子どもの従順さを引き出しましょう。

ＡＤＨＤの子どもの精神年齢は、実年齢の３分の２と考えておくといいと言われています。９歳の子なら６歳くらい。12歳の子なら８歳くらいと考えればよいのです。

子どもの成長を願うからこそであっても、厳しい叱責や体罰を繰り返すのは効果がありません。子どもができないことにばかり親の目は向きがちですが、良い面に目を向けてポジティブに声をかけて、こじれがちな子どもとの関係を立て直していきます。

まずは子どもへの要求水準をぐっと引き下げて、無理のない目標を立てましょう。簡単なことでも子どもができたらすばやくほめる。この繰り返しで、子どもの従順さを引き出し、子どもとの緊張感をゆるめます。

ＡＤＨＤの子どもにはごほうびを設定して、やる気を引き出すことも大切な作戦のひとつです。ひとつずつうまくいった体験を増やし、子どもが自己肯定感（自分が好き、という感情）を持てるように接していきたいものです。

ＡＤＨＤの子どもはマイナス面に目を向けられがち

⇦「できないこと」だけでなく、いいところを見つけてあげることが大切

ADHDの子どもはほめて伸ばす

ADHDの子育てには こんな悩みがある

毎日繰り返し注意を受ける。叱られると子どもは反抗し、また叱られる。叱るほうも叱られるほうもうんざり。悪循環に陥ってしまい親子関係はどんどん悪くなります。まず、その段階から抜け出しましょう。

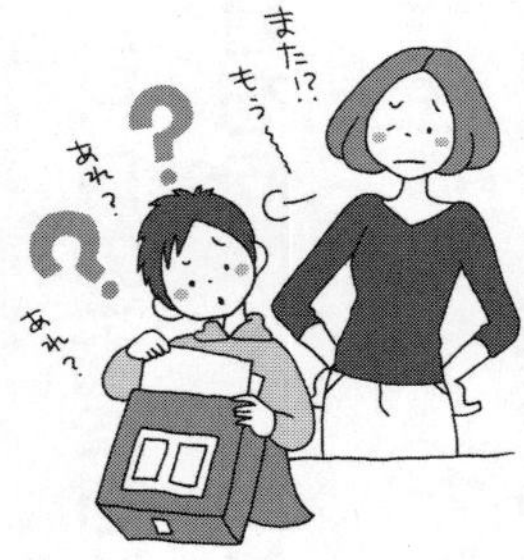

子どもを伸ばす育て方

良い面をポジティブに伸ばす

- 無理のない目標を立て、できたらすぐにほめる
- ごほうびを設定して、子どものやる気を引き出す

子どもをダメにする育て方

できないことばかりに目を向ける

- 口うるさく注意する
- 強引にしつけをする
- 体罰を与える

ポイントは「自己肯定」

子どもが〝自分が好き〟という感情を持てるように接していくことが重要

ADHDの子――こう育てる

	子が「のび太型」	子が「ジャイアン型」
親が「のび太型」	自分ものび太型で苦労したから、子どもはそうならないようにしっかり育てたいと思いがち。ゆとりを持たせて日課を決め、達成しやすい低めの目標設定を。ほどよいサポートで子どもは伸びていきます。	親がのび太タイプで一人っ子だったりすると、活発すぎる子どもにとまどいがち。いろんな子どもの様子を観察したり、先生やまわりの人に意見を聞いたりして、子どもへの理解を深めましょう。自分の考えの枠にとらわれすぎないように注意。
親が「ジャイアン型」	子どものんびりしたペースを認めてあげる。子どもの気持ちを想像して理解するようにしよう。せかしたり、追い立てたりせず、長い目で子どもの成長を促していく。子どもの欠点と思うことも反対から見れば長所でもあることに気づこう。	毎日のスケジュールを決め、やるべきことを明確にしてコツコツやる練習を。スポーツや外遊びでエネルギーを発散させる。待つこと、ちょっと考えることを教える。子育てで親も自己コントロールを学ぼう。子育ての成果をすぐ求めないこと。

ＡＤＨＤの子どもの育て方のコツ

生活リズムを作る：毎日のスケジュールを決めることは日常生活を円滑に進める基本です。食事、宿題を始める時間、ゲームをやめる時間、風呂、就寝時間などは決めておくのがいいでしょう。寝る時間、起きる時間は特に大事です。子どもは大人より長い睡眠が必要です。睡眠リズムが崩れるとさまざまな問題が起こりやすくなるので要注意です。

忘れっぽさの対策：連絡帳を使う練習をしましょう。連絡帳を見せてもらい、「よく書けているね」などとコメントしてあげるのもいいです。持ち物はチェックリストを作って、それを参照しながら準備します。トイレの電気の消し忘れなどは、ドアに貼り紙を。場所を移動する際に忘れ物がないか確認する練習も役立ちます。

好きなことをやめる・苦手なことを始める対策：決めた時間にやめることができたらポイント、決めた時間に始められたらポイント、決めた時間までに宿題を終えたらポイント、というように、ルールに従ってがんばるといいことがあるという仕組みで教えます。決めた時間にゲームをやめられたら1ポイント獲得とし、200ポイントでゲームを買ってもいいことにするなどで動機づけになります。ごほうび制は反対という意見の人もいますが、ADHDの子どもの場合には治療の大事な柱でもあります。普通の子どもが自然に学べることも、ごほうびという目に見える達成目標がないと学びにくいのです。

集中力の持続対策：集中が途切れたときに「ちゃんとやりなさい」と声掛けするのではなく、その前の段階でがんばっているときに「がんばっているね！」「その調子だよ」などと声を掛けて、集中の持続時間を長くします。

待てない(衝動性)対策：たとえば家族の会話でも、話す前に少し考える練習をさせましょう。話す順番を決めて人の話を聞く時間、自分が話す時間を教えましょう。待たなければならない状況が予測されるときは、時間をつぶせる遊び道具や本などを用意するのもいいでしょう。静かに待てないと叱らなければいけないような場所へは、もう少し成長するまで行かない決断も必要でしょう。

ADHDの親がやりがちな失敗

親の気持ちだけで子どもにこんなふうに育ってほしいと思っても、なかなかうまくいきません。子どもの性格や能力の成長の度合いや発達の偏り、きょうだい関係などさまざまな要素によって、子どもの様子は変わっていきます。

パパAの場合：「やはり学歴だ」と思って、子どもが希望していないのに、中学受験を目指して子どもを育てる。塾に行かせ、パパも休日にはしっかり勉強を教える。無理な学習によって、子どもは反抗的になる。宿題をやったと嘘をつき、答えをまる写しにする。家から繰り返しお金を持ちだしたり、兄弟をいじめたり。困った奴だと叱られ、ますます子どもの気持ちはすさんでいく。

ママBの場合：不注意型ＡＤＨＤだったママは、厳しい母に育てられ窮屈な子ども時代を送った。子どもにはのんびり好きなことをして過ごさせてあげたいと、自由に任せた結果、子どもは宿題などの学習習慣が身につかず、学校生活で苦労してしまう。

ADHDとの向き合い方⑤
ADHDの部下——多動・衝動優勢型

ＡＤＨＤを持つ部下は、飲み込みが良く、てきぱきできるようでいて、詰めが甘い、連絡が行き届かない、ちょっとしたところで抜けがあるというタイプや、なかなかこちらの意図をつかんでくれない、期限通りに仕事が終わらない、いつもバタバタして探し物をしているというタイプなどがあります。「なんであいつあんなふうなんだろう」と思わせる人々です。

このような部下には、業務の進捗状況をこまめに報告させる、自分一人で抱え込まず気軽に相談できるような態勢にしておく、チームを組んで補い合えるシステムにするなどでバックアップをはかりましょう。

ＡＤＨＤならではの、フットワークの良さや思いつきの良さ、物怖《ものお》じしない、人とのかかわりでの押しの強さ、などの強みをうまく活用しましょう。苦手な面を注意されてばかりでは、モチベーションが下がります。

ADHDの部下の特徴

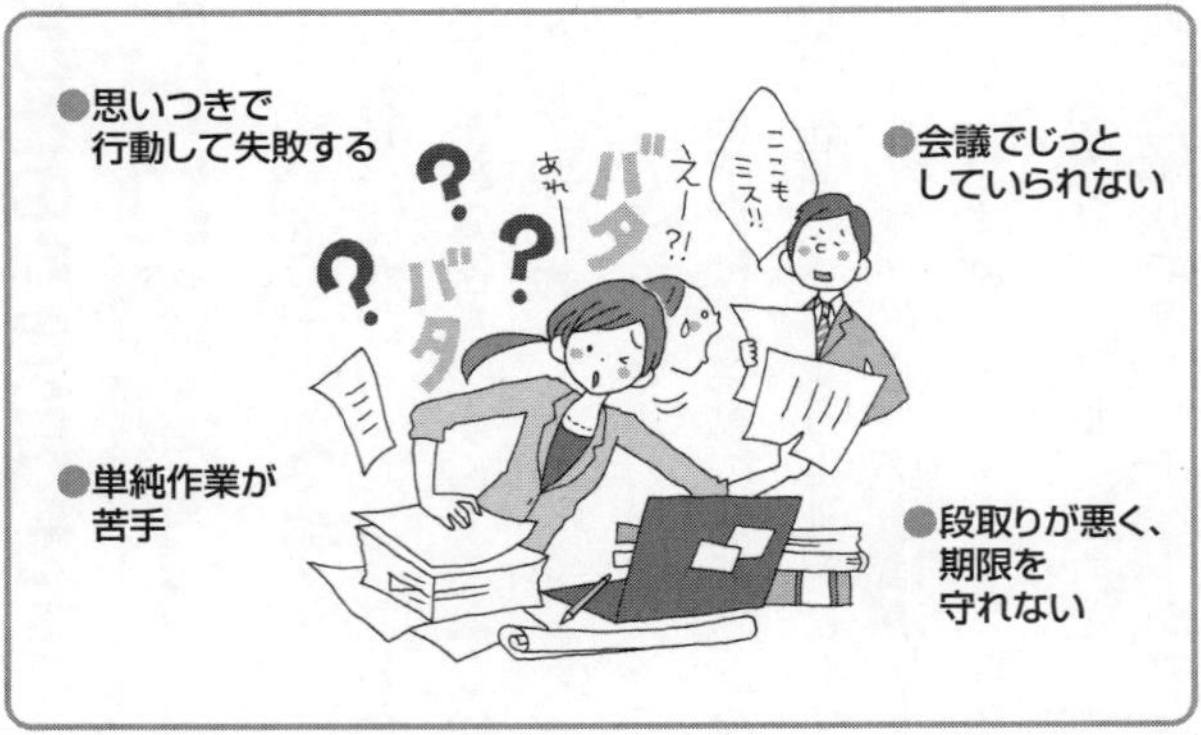

●思いつきで行動して失敗する
●会議でじっとしていられない
●単純作業が苦手
●段取りが悪く、期限を守れない
あれー
えー?!
ここもミス!!
バタ
バタ

どう接したらいいの?

①業務の進捗状況をこまめに報告させる

②気軽に相談できるような態勢にする

③チームを組んでお互いにカバーし合えるようなシステムにする

Point

叱られると落ち込んだり、やる気をなくすことが多いので、できない面ばかりを注意するのではなく、できたことをほめるようにしましょう。

ADHDとの向き合い方⑥

ADHDの部下――不注意優勢型

同じことを何度も間違える。難しいことを頼んでいないのに、なんでミスがこんなに多いのだろう?　いつも探し物で時間を無駄にする。さっき指示したことを忘れてしまう。「なんでこうなの?」と思わず首をかしげるような部下。

こんなタイプは口頭の指示をちゃんと覚えていられない特徴があります。ワーキングメモリーが小さく、必要な情報を頭に保持しておくことがむずかしいのです。指示は紙に書いて伝えるとかメールで概略を伝えておくなど、書いたもので記憶を保持するようなサポートをするのがいいでしょう。確認やチェックはしっかりして、うっかりミスで部署全体の不利益につながらないようにします。一度にあれもこれもマルチタスクをするのはむずかしいので、ほどよく整理して仕事を振ってあげるのがいいでしょう。そうした苦手な部分もあるものの、その人の持つよさをうまく引き出すような関わり方がいいでしょう。

ADHDとの向き合い方⑦

ADHDの上司

上司がADHDだと、部下は何かと振り回されてしまいます。決めていたやり方やスケジュールを忘れてしまって迷惑をかけられたり、自分勝手で調子がいい上司と感じられたりすることもあるでしょう。

これらを防ぐには、確認を頻繁に取ること。特にメールや文書、メモなど、書いたもので予定などをだめ押ししておくことは有効です。これを「うっとうしいやつだな」と上司に思われないように、スマートにすることがポイントです。

また、何かと口が軽く、安請け合いで自分中心に思える発言もあるでしょうが、目くじらを立てず、ポジティブに受け流すのがいいでしょう。

うまく業務をまとめられない上司には、わかりやすく図表などを取り入れてまとめたものを渡す、などでサポートするとやりやすくなります。

ADHDの上司の特徴

- 理不尽な叱責をする
- 自分が言ったことを忘れる
- 決定したことを簡単に覆す

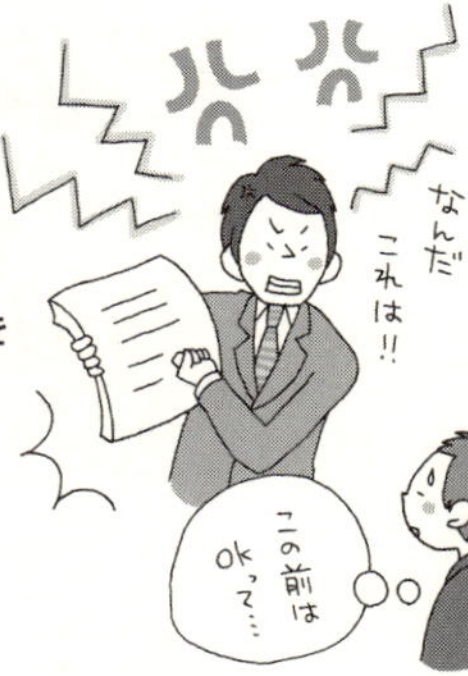

- 調子がよく、安請け合いする
- うまく業務をまとめられない
- 気が散りやすく、話をじっくり聞かない

どう接したらいいの?

①確認や報告を頻繁にする

②理不尽や調子のよさに目くじらを立てず、ポジティブに受け流す

③資料を渡したり、提案をすることで業務をサポートする

Point

諦めも肝心。目くじらを立てずに、フォローに徹しましょう。ただし、上司のプライドを傷つけないように、立場を尊重することも重要です。

自分に自信を持つことで、もっと前向きに生きられる！

マイナスをプラスにチェンジ

どんな気持ちを抱きやすいかは、結構癖になっているものです。その考え方の癖が災いしてうまくいかないことも多いもの。マイナス思考をプラス思考に変えるメッセージ変換表を使ってみてください。

メッセージ変換表

マイナス	プラス
また、失敗してしまった	次をがんばろう。今回何が悪かったかを考えて、次にはそうしないようにしよう
どうせダメだ	やってみないとわからない
結局私はダメな親だ	親として目下成長中。がんばっている
もううんざりだ	あとひとつやれることをやってみよう
もうがんばれない	今は疲れている。少し休んで、またがんばろう
誰も味方してくれない	支えてくれる人はいる、応援してくれる人は必ずいる
もうこんな家庭生活、無理だ	ちょっと変えてみれば良くなる可能性もある
また忘れ物、私ってダメだ	リストをつくって次からは忘れないようにしよう

楽しかったことを思い出して、心のビタミン剤に

記憶の倉庫には失敗ばかり、楽しいことなんて何もなかったと思ってしまうあなたは、楽しかったことを紙に書いて覚えておくようにしましょう。そのときの写真を貼るとか、絵を描くとかして思い出アルバムをつくりましょう。楽しかったときを思い出して、明日からの心のエネルギーを充電しましょう。

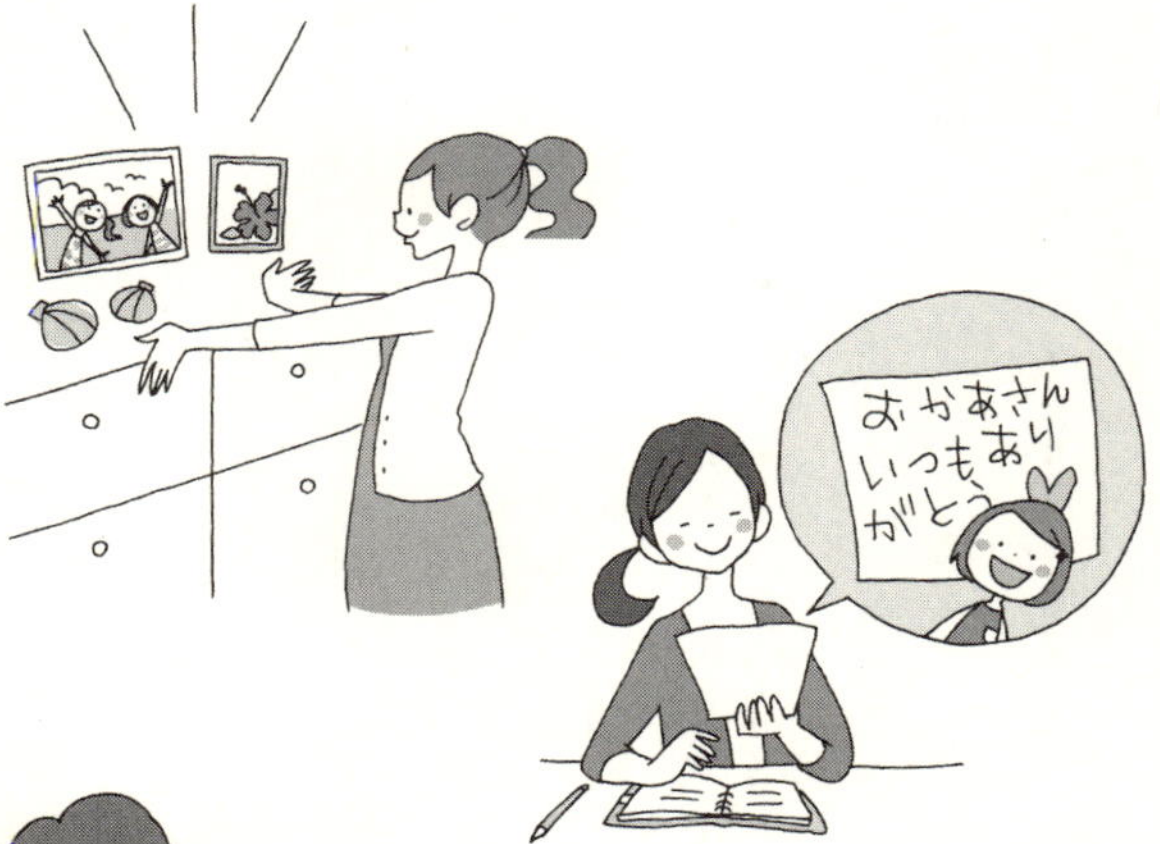
おかあさん
いつもありがとう

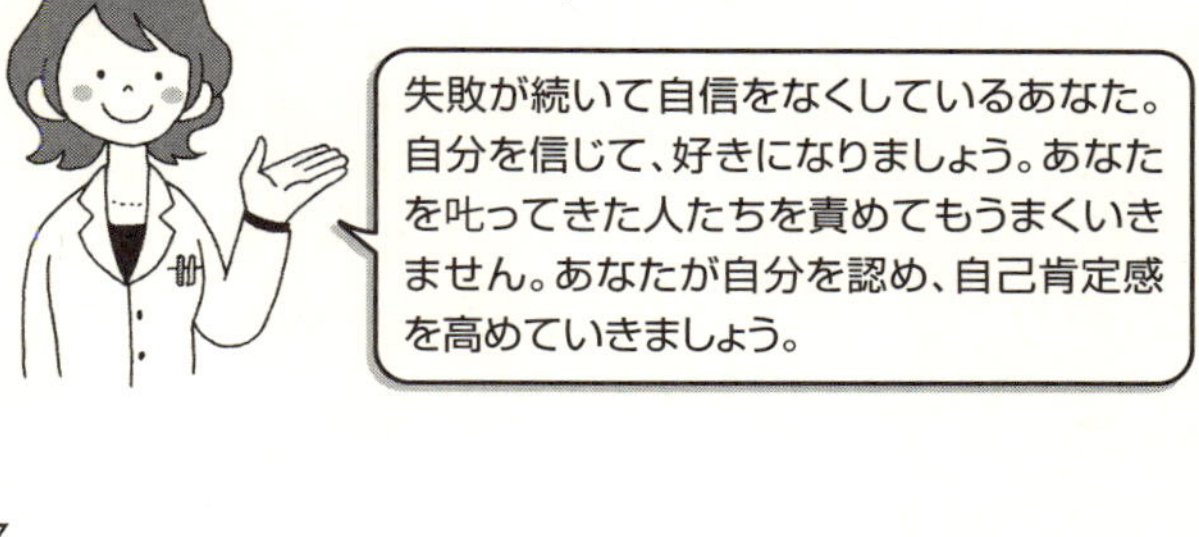
失敗が続いて自信をなくしているあなた。自分を信じて、好きになりましょう。あなたを叱ってきた人たちを責めてもうまくいきません。あなたが自分を認め、自己肯定感を高めていきましょう。

ＡＤＨＤの特徴を長所に育てる方法

ＡＤＨＤの特徴は時には長所として活用することもできます。注意がいろいろなものに向きやすい特徴を生かせば、家事をリストにしておくことでいくつかの違った家事をてきぱきこなすことも可能です。補佐役を引きうけてくれる人がいれば、ＰＴＡの活動に参加することもできます。

衝動性は、困っている人を見ると何かしてあげずにはいられないというボランティア精神につながることもあります。慎重に考えすぎて動けない人もいるなか、手早く行動に移せることは優れた資質となります。ただ、周りの人の意見を聞く、一人で突っ走らず協力しあう、最後までやり遂げるなどを心がけるといいでしょう。

瞬発力や豊富なアイディアは周りの人に重宝がられることもあるでしょう。苦手な面も自覚しつつ、良い面を発揮していきましょう。

ADHDの特徴は長所でもある

注意力が持続しない

↓

長所 **複数のことを同時にてきぱきこなせる**

衝動的で慎重さが足りない

↓

長所 **アイディアマンで行動力がある**

落ち着きがない

↓

長所 **機動力がある**

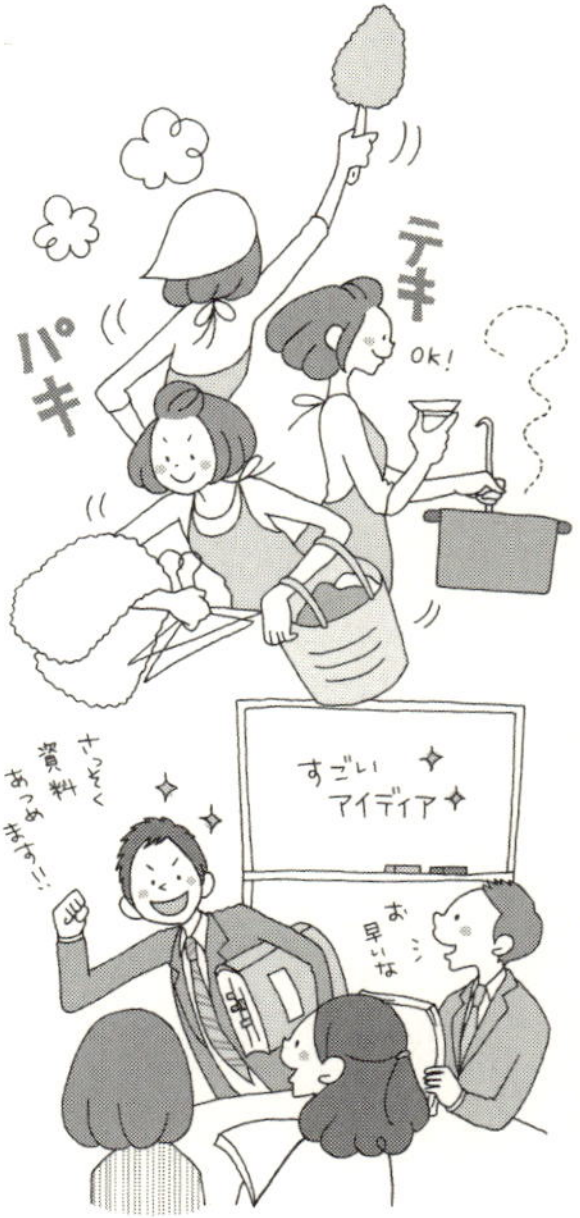
パキ
テキ
OK!
すごいアイディア
さっそく資料あつめます!!
お早いな

苦手な面はカバーしつつ、自分の良い面を知って自信を持とう!

コラム

こんな有名人も実はADHDだった!?

ある分野において際立った活躍をした有名人のなかにもADHDであったか、またはその傾向があったかもしれないと思われる人は少なからずいます。

司馬遼太郎が描く坂本竜馬は10歳になっても寝小便をし、洟《はな》たれで泣き虫で、寺子屋の師匠にのみこみが悪いからとても面倒を見られないと見放されたくらいでしたが、剣の道で努力し才能を発揮しました。

竜馬は既存の学問をおさめなかったのですが、独特の直観力や人の懐に飛び込んでいく気概を持って、新しい時代の先駆けとなる活躍をしました。身なりにかまうことなく、権威をおそれず、既成の概念にとらわれることもなく、新しい日本のために幕末を駆け抜けました。

第3章

ADHDの治療法
——心理療法から薬物治療まで

ADHDには、さまざまな治療法があります。
医師や専門家と相談しながら、自分に合った治療法を見つけましょう。

治療のことはどこに相談したらいい？

ＡＤＨＤなど大人の発達障害への関心は高まってきましたが、まだまだどこでも相談や治療が行われているという状況ではありません。

会社のカウンセリング室、発達障害に詳しいカウンセラー（臨床心理士）、都道府県または政令指定都市の精神保健センター、障害者就業・生活支援センター（仕事・生活上の問題で困難なことが多いのであれば）などが相談にのってくれます。

医療機関を受診する場合は、成人の発達障害の相談にのってくれるかどうかをあらかじめホームページで調べるか、電話をして聞いておくのがいいでしょう。

ほかのもっと重度の障害から見ると、ＡＤＨＤは「だれにでもありますよ」などとすげなく扱われることもあります。相談の前には何冊か本を読んで、予備知識を持ち、本当に相談が必要かどうか見極めておきましょう。また、自分でやれる方法があればためしてみましょう。

カウンセラーや医師に相談しよう

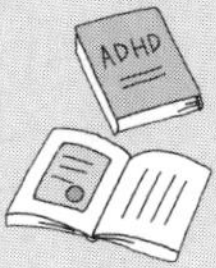

まずは

本を読んで予備知識を得よう

発達障害の全般的な知識が得られる本を選ぼう（p151の参考図書を参照）。インターネットの情報は間違ったものも含まれているのでまどわされないよう注意。

本当に相談が必要であれば……

カウンセリングへ

会社のカウンセリング室や発達障害に詳しいカウンセラーなど。生活の見直し方や家族との関係などについて一緒に考えてくれる。ただし、診断や薬物治療はできないので必要ならば医療機関に相談を。

医療機関へ

発達障害の治療を行っている精神科など。ADHDの子どもを診てくれる医師が、大人も診察してくれる場合もある。

※発達障害への関心は大分高まってきましたが、ADHDの専門知識がある医師やカウンセラーはそれほど多くないのが現状。特に成人を診てくれるところは少ないため、受診する前にきちんと確認することが必要。

カウンセリングや医療機関での受診が必要かどうかの判断基準は？

ADHD症状やうつ状態などの二次的症状のために日常生活がうまく回らないとき（食事がつくれない、家中が散らかって生活に支障がある、子どもの世話ができないなど）、頻繁な転職や過度のギャンブルなどで経済的、社会的にトラブルが多い場合には医療機関を受診しよう。

大人のADHDは
どんな治療をするの？

その人の困っていることを正確に見つけ、対応方法を見出すのが治療の柱です。ADHDの症状がどんなメカニズムで起こっているのかを分析し、どのようなやり方をすればうまく付き合っていけるかの設計図が必要です。特に多動・衝動優勢型のADHDでは、本人にあまり自覚がないことが多いので、まず本人に自分の症状に気づいてもらうのが治療のスタートになります。職場や家庭での環境を整え、必要があれば上司や同僚の理解と協力を求めることも考えます。家族の理解とサポートも必要です。これらを心理社会的治療といいます。

現在のADHD症状を治療するのはもちろんとして、子どもの頃からのADHDのために起きた二次障害の治療も重要です。自己肯定感の低さや抑うつ症状はよく見られるものです。

これらで十分な効果がない場合には薬物療法を行うこともあります。

まずはADHDであると自覚することからスタート

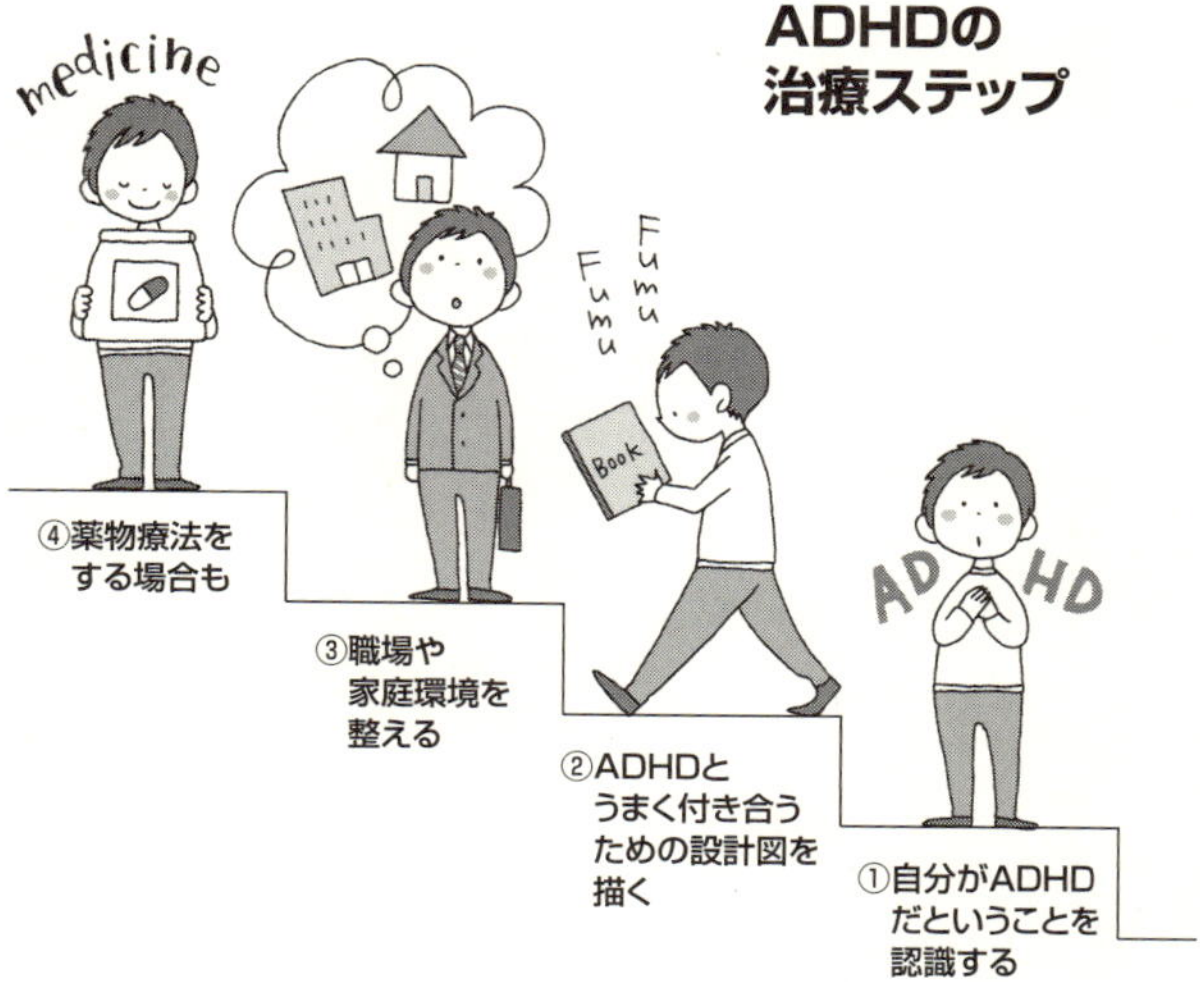
ADHDの
治療ステップ
medicine
Fumu
Fumu
Book
AD
HD
④薬物療法を
する場合も
③職場や
家庭環境を
整える
②ADHDと
うまく付き合う
ための設計図を
描く
①自分がADHD
だということを
認識する

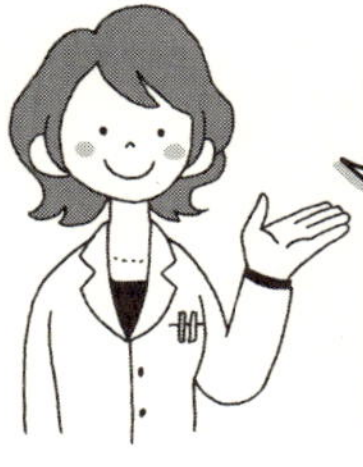

ADHDの症状をすべてきちんと治すことを目標にするとあまりうまくいきません。困っている部分に少しずつ取り組み、あとは「まあいいか」とゆったりかまえるのも大事。周りの人といい関係を保てるように心配りすることも忘れないでください。

大人になってから治療するなんて遅くない？

ＡＤＨＤのために日常生活で困っている人は、今からでも遅くないので、本を読んでＡＤＨＤを理解し、自分ができそうな生活に役立つアイディアを実践してみましょう。場合によっては専門家の治療を受けてもいいでしょう。

自分は何一つ困っていないという人もいます。本人は困っていないけれど、家族が困っているのならば、専門家に相談することをおすすめします。

あなたの大切な家族のために！

ＡＤＨＤの人のサポートをするのはなかなか大変です。ひとつひとつはささいなこと（脱ぎっぱなしの靴下やあけっぱなしの引き出し……）であっても、いつもフォローしてくれる家族がいて、その人がすっかり疲れてしまっているとしたら、第三者の助けを借りて家族のＱＯＬ（生活の質）を高めていきましょう。家族の負担を軽くしてあげるのは、大切な愛情のしるしです。

家族が困っていたら大人でも治療を

**ADHDの治療は
大人になってから始めても遅くない**

（まずは、本を読んで生活に役立つアイディアを実践し、
場合によっては専門家の治療を受けよう。）

**自分が困っていなければ
治療しなくてもいいの？**

↓

**家族が自分のことで困っていたら、
専門家に相談しよう！**

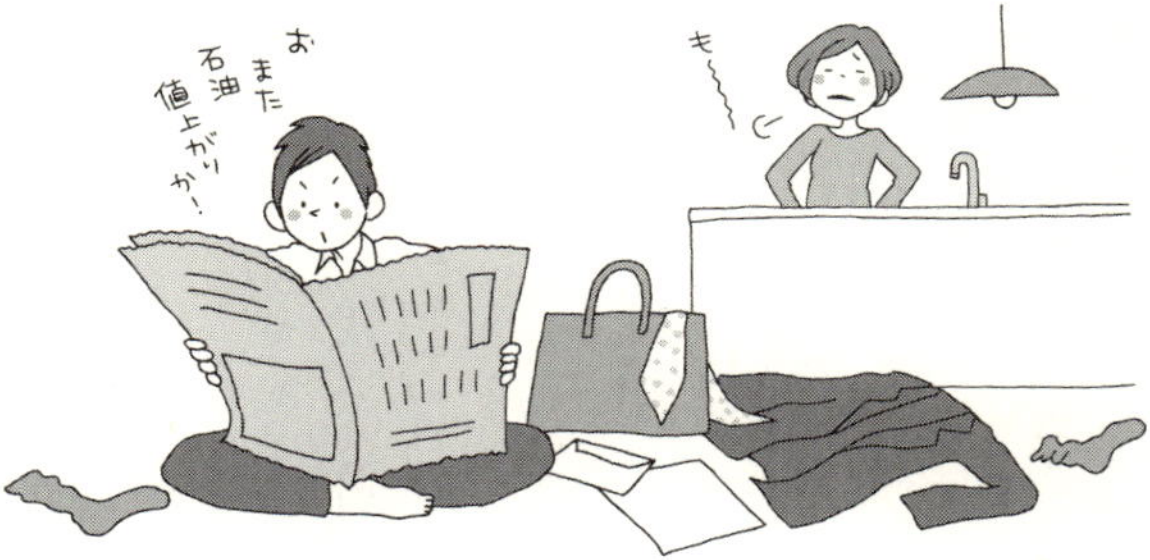

ADHDの治療法①
枠組みづくり

ADHDの治療において、生活リズムをつくる、スケジュールを決めるなどの枠組みづくりは重要です。就寝時間、起床時間は基本です。脳を休めるために、できれば7時間程度の睡眠時間を確保します。睡眠の質も大事です。

毎日のおおよその日課や業務を書き出して、なるべくルーティン化します。やること、持ち物、準備することなどは忘れやすいので、リストに書き出しておくといいでしょう。朝会社に持っていく物、旅行のときの持ち物もリストで管理します。リストをパウチ加工してカバンに入れておきましょう。to doリストはスマホやパソコンのメモ機能も活用しましょう。記憶（弱いことも多いので）に頼らないように。献立もいくつかパターンをつくっておくと楽です。

時間の感覚の乏しい人には、スマホのタイマーやアラーム機能が役立ちます。スケジュールづくりのコツを、親しい人に聞くのもいいでしょう。

枠組みをつくると生活をコントロールしやすくなる

日常生活を見直し、**枠組みをつくること**で、
生活が自分でコントロールしやすくなる

具体的には……

毎日の日課を書き出して、ルーティン化する

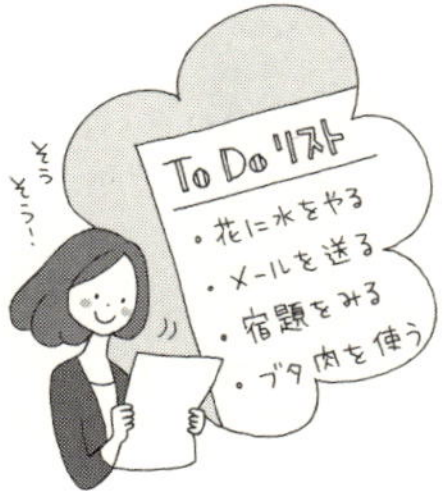
To Do リスト
・花に水をやる
・メールを送る
・宿題をみる
・ブタ肉を使う
そうそう！

毎日の日課やto doリストをつくっておくと、やるべきことを忘れずに済む。

1日・1週間のスケジュールを決めて、生活リズムをつくる

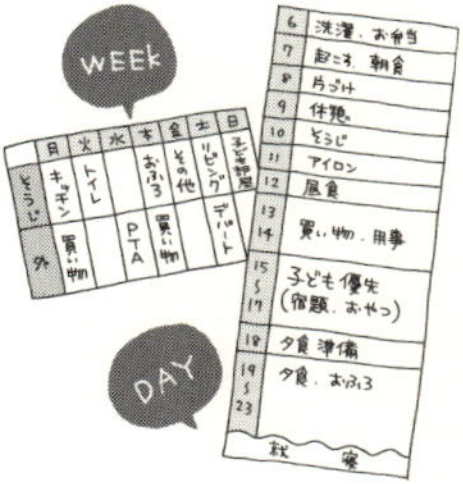

1日の時間割りや、1週間のスケジュール表をつくると、生活をコントロールしやすい。

こんな手も

苦手なことはプロにお願いする

お掃除のプロに来てもらったり、税理士やFPにお金の管理について相談するなど、どうしても苦手なことはその道のプロに依頼するのもオススメ。

ADHDの治療法②

心理療法

ＡＤＨＤの人への精神療法や心理療法では、他の精神疾患の場合のようにひたすらじっくりと患者の話を聞くのとは異なったアプローチが必要です。

やるべきことはわかっているのに、それを継続することに困難を感じるので、定期的な面接で、意欲を持続させるための方法を話し合ったり、目標を決めてそれが実行できるように枠組みづくりをしたりと、治療者が積極的に関わっていきます。また、方法がわからずにうまくいかないという場合には、どうすればいいのかを話し合い、助言していきます。ＡＤＨＤの人は小さいときからたび重なる叱責を受けたり、体罰を受けたりして、自己評価が極端に低くなっており、そのための心理療法が必要なことも多いです。

コーチングでは頻繁に目標達成に向けての支援をし、家族療法では夫婦や親子も面接に参加して問題解決を目指します。グループでの話し合いが有効なこともあります。

頻繁にチェックし、励ましてくれるコーチングが有効

コーチングとは……

ADHDの人が日常的に困っていることを克服するため、スポーツにおいてのコーチのように指導し、伴走するような役割をする治療法。対面のセッション以外に、日々（あるいは週に何回か）メールや電話で頻繁にチェックし、励ましてくれる人の存在が、モチベーションを維持するために有効です。

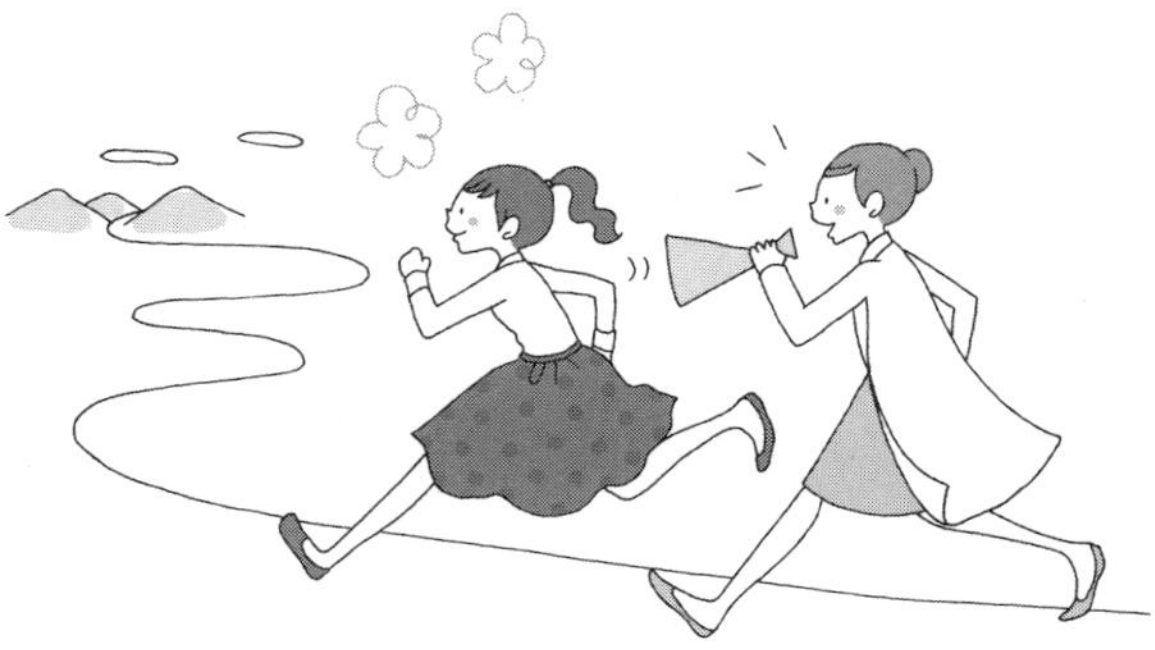

家族や友達にコーチになってもらうこともできる

家族や、気心の知れた友人など、自分のことをよく理解してくれている人にも、コーチの役割を果たしてもらうことができる。

ADHDの治療法③

家族療法

家庭内でのADHD症状について、当人は全く困っていない、または意に介していないということが珍しくありません。本人よりは一緒に暮らしている家族が困っていることが多いのです。この場合に夫婦が、あるいは子どもも含めて、家族全体として治療に取り組むのが家族療法です。

ADHDの人が何気なくやっている言動が家族にどのような影響を与えているかを知り、相手の大変さに気づき、そのために何ができるかを話し合います。またADHDの人の行動に対して、家族が日常的に行っている非難や攻撃が、ADHDの人の心理にどのような影響を与えているかにも目を向けます。そのために家族の関係がさらに悪化しているという現状をどう立て直すかを考えます。家族のなかのノンADHDの人の気持ちをくみ取りいたわることも大切です。お互いが少しずつ歩み寄って、家庭がうまく機能する方法を考えていきます。

家族全員で治療に取り組むことも効果的

第三者
（医師やカウンセラーなど）

ADHDの人

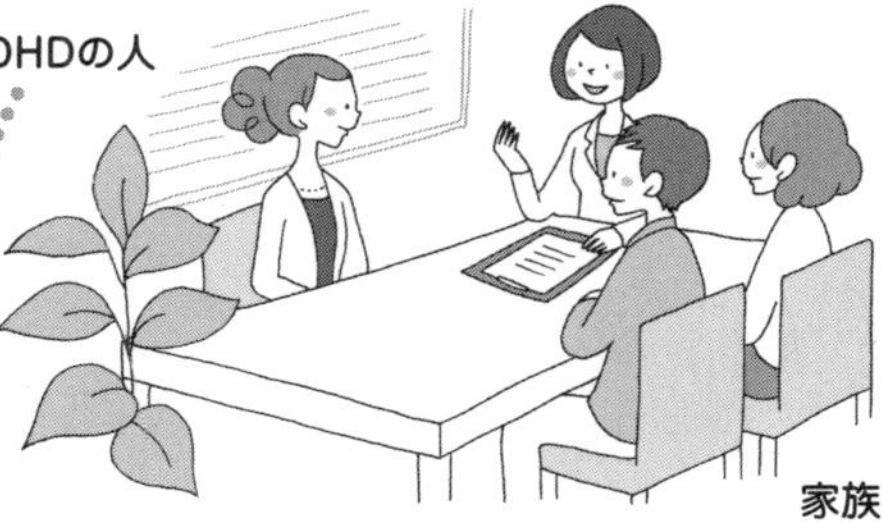

家族

家族療法をすることで……

ADHDの人は、自分の言動が家族にどのような影響を与えているかを考えるきっかけになる

お互いの気持ちを分かち合える

家族は、自分たちがADHDの人の言動に対して日常的に行っている非難が、ADHDの人にどのような影響を与えているか理解するきっかけになる

家族全員が、共通の目標に向かって進んでいけるようにすることが家族療法の目的

ＡＤＨＤの治療法④

集団療法

ＡＤＨＤを持つ当事者が、小グループで自分の問題を話し合うのが集団療法です。臨床心理士や医師などの専門家が話し合いをサポートします。

自分では気づかなかったことが、ほかのＡＤＨＤの人の話を聞くうちにわかってくる、自分の言動がほかの人にどのような影響を与えているかが客観的にわかってくるという場合もあります。

集団療法では、参加する人に守秘義務が生じてきます。その場で知ったことをほかの人には言わない、インターネットなどへの書き込みをしないなど、秘密を守ることが義務となってきます。そうすることで、お互いが安心して自分の気持ちを話せるようになるのです。

自分だけではなく同じ症状で苦しんでいる人がいると知ることで、気持ちが楽になり、また治療に前向きになることもできます。

当事者同士が集まって意見交換をする場

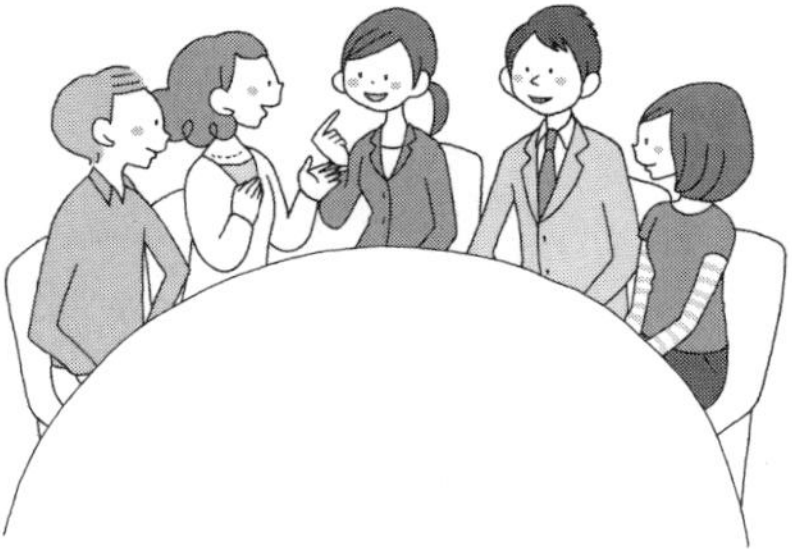

こんなことを話し合います

片づけの仕方から、遅刻しない方法など、ADHDの当事者が、現在悩んでいることや、「こうしたらうまくいった」という経験などについて話し合う。

こんなメリットがある

- 悩んでいるのは自分だけではないことを知り、前向きになれる
- ほかの人がやっている対処法を学べる

参加者には守秘義務が生じる

- その場で知ったことをほかの人には言わない
- インターネットへの書き込みはしない

➡ 守秘義務があることで、安心して自分の気持ちを話すことができる

ADHDの治療法⑤

薬物療法

ADHDの治療にはこれまで述べたような心理社会的治療が必須ですが、十分な効果が得られないときには薬物療法を行うこともあります。治療薬には、コンサータとストラテラがあります。以前は18歳未満にしか使うことができませんでしたが、現在は18歳以上にも使うことができるようになりました。

これらの薬は集中力を改善したり、多動性や衝動性を抑えたりする効果が見られます。コンサータが効果のある人もいれば、ストラテラが有効な人もいます。

コンサータ：主成分はメチルフェニデートで、中枢神経刺激剤と呼ばれる薬物に属します。リタリンと同じ成分ですが、血中濃度が緩やかに上昇する徐放剤と呼ばれるもので、比較的長い時間をかけて、血中濃度がおだやかに上昇するように作られています。大人の用量は18～72㎎で、十分な効果があり副作用が少ない量が適量となります。服用後1時間前後から効果が出現し、約12時間薬効が持続します。午前7時に服用すると、午後7時頃には効果がなくなります。

副作用としては昼食時の食欲低下がもっとも頻度が高く、多くの場合は1週間程度でおさまります。服用後1時間くらいで腹痛、頭痛が見られることもありま す。人によっては寝つきが悪くなったり、チックが出現したりすることも。

薬をたくさん飲みたくなる、薬がないと不安になるなどの心理的な依存が形成されることがありますが、医師の指示に従って服用していれば、過度に心配する必要はないでしょう。場合によっては、薬を服用しないと心拍数や血圧の上昇、発汗、ふるえなどの身体的依存が出る場合があります。

ストラテラ：選択的ノルアドレナリン再取り込み阻害薬。脳の前頭前野でノルアドレナリンやドパミンの濃度を上昇させます。不安・緊張の高い人に向きます。朝晩2回服用し、一日40㎎から3～4週間かけて徐々に増量し、一日80～120㎎が維持量となります。服用を始めてから2週間程度で効果が出始めます。効果は一日をとおして安定しているので、夜や早朝の時間にも効果があります。副作用としては、食欲不振、吐き気、眠気、腹痛、頭痛などが見られます。

ADHDに使用されている薬物はこの2種類

コンサータ（中枢神経刺激剤）

ストラテラ（選択的ノルアドレナリン再取り込み阻害薬）

→ 神経伝達物質を活性化させることで、不注意や多動性、衝動性を抑える

ただし……
うつなどの二次障害を改善するために、抗うつ剤などの薬物を使うことがADHDの治療に効果的な場合もある

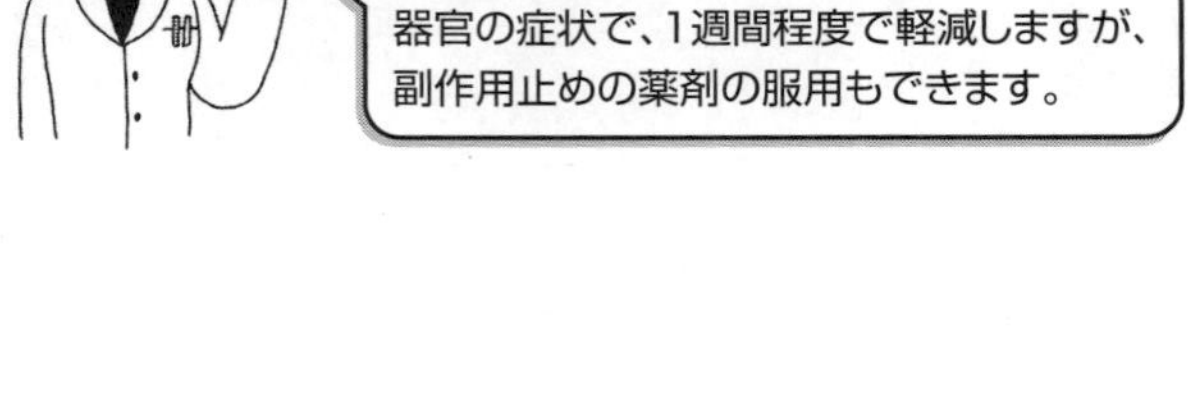
最近はこれまでの薬剤よりも副作用の少ない抗うつ剤が登場しました。よくみられるのは軽い吐き気や胃のむかつきなどの消化器官の症状で、1週間程度で軽減しますが、副作用止めの薬剤の服用もできます。

ADHDの治療法⑥
合併症とその対処法

ＡＤＨＤには、特有の症状以外に、うつ状態、不安障害、強迫性障害などが二次障害として起きてくることがあります。これらの合併症の治療には、まず基本にあるＡＤＨＤへの治療をすることが大切です。

薬物療法を含む、総合的な治療が必要でしょう。

うつや不安障害、パニック障害などさまざまな精神障害で悩んでいる人のなかには、ＡＤＨＤの症状が隠れている場合もあり、それを見つけて治療すれば、全体の症状がより改善する可能性があると言えます。

小さいときから、親やきょうだいとの関係に悩んできたという人も少なくありません。場合によっては家族と距離を置くことによって、症状の安定を考えていくことも選択肢のひとつです。精神的に安定できる環境をキープするのは症状の緩和にも必要なことです。

二次障害にもADHDの治療が有効

ADHDは、多動・衝動・不注意以外に
以下の障害を引き起こすことがある

ADHDの
二次障害

- うつ状態
- 不安障害
- 強迫性障害

など

➡ 二次障害に対しても、
基本にあるADHDの治療が大切

また、

うつや不安障害、パニック障害などの
精神障害の中に、ADHDの症状が
隠れていることもある

➡ この場合も、ADHDの治療をする
ことで、全体の症状が改善する
可能性がある

参考図書

大人のADHDについて

●E・M・ハロウェル、J・J・レイティー著　司馬理英子訳
『へんてこな贈り物　誤解されやすいあなたに――注意欠陥・多動性障害とのつきあい方』インターメディカル　1998年

●ダニエル・エイメン著　ニキ・リンコ訳
『「わかっているのにできない」脳』〈1・2〉　花風社　2001年

●司馬理英子著
『家族のADHD・大人のADHD　お母さんセラピー』主婦の友社　2005年

●司馬理英子著
『よくわかる　大人のADHD』主婦の友社　2010年

アスペルガー症候群について

●司馬理英子著
『どうして、他人《ひと》とうまくやれないの？　アスペルガー・タイプの人間関係・仕事・生活術』大和出版　2011年

子育てのために

●司馬理英子著
『ADHD・アスペルガー症候群　子育て実践対策集』主婦の友社　2011年

注意欠如・多動症／注意欠如・多動性障害の診断基準（DSM-5による）

A.（1）および／または（2）によって特徴づけられる、不注意および／または多動性-衝動性の持続的な様式で、機能または発達の妨げになっているもの。

（1）**不注意**：以下の症状のうち6つ（またはそれ以上）が少なくとも6ヵ月持続したことがあり、その程度は発達の水準に不相応で、社会的および学業的／職業的活動に直接、悪影響を及ぼすほどである。

注：それらの症状は単なる反抗的行動、挑戦、敵意の表れではなく、課題や指示を理解できないことでもない、青年期後期および成人（17歳以上）では、少なくとも5つ以上の症状が必要である。

（a）学業、仕事、または他の活動中に、しばしば綿密に注意することができない。または不注意な間違いをする（例：細部を見過ごしたり、見逃してしまう。作業が不正確である）。

（b）課題または遊びの活動中に、しばしば注意を持続することが困難である（例：講義、会話、または長時間の読書に集中し続けることが難しい）。

（c）直接話しかけられたときに、しばしば聞いていないように見える（例：明らかな注意を逸らすものがない状況でさえ、心がどこか他所にあるように見える）。

(d)しばしば指示に従えず、学業、用事、職場での義務をやり遂げることができない（例：課題を始めるがすぐに集中できなくなる。また容易に脱線する）。

(e)課題や活動を順序立てることがしばしば困難である（例：一連の課題を遂行することが難しい。資料や持ち物を整理しておくことが難しい。作業が乱雑でまとまりがない。時間の管理が苦手。締め切りを守れない）。

(f)精神的努力の持続を要する課題（例：学業や宿題。青年期後期および成人では報告書の作成、書類に漏れなく記入すること、長い文書を見直すこと）に従事することをしばしば避ける、嫌う、またはいやいや行う。

(g)課題や活動に必要なもの(例：学校教材、鉛筆、本、道具、財布、鍵、書類、眼鏡、携帯電話）をしばしばなくしてしまう。

(h)しばしば外的な刺激（青年期後期および成人では無関係な考えも含まれる）によってすぐ気が散ってしまう。

(i)しばしば日々の活動（例：用事を足すこと、お使いをすること、青年期後期および成人では、電話を折り返しかけること、お金の支払い、会合の約束を守ること）で忘れっぽい。

(2)多動性および衝動性：以下の症状のうち6つ（またはそれ以上）が少なくとも6ヵ月持続したことがあり、その程度は発達の水準に不相応で、社会的および学業的／職業的

つ以上の症状が必要である。

注：それらの症状は、単なる反抗的態度、挑戦、敵意などの表れではなく、課題や指示を理解できないことでもない。青年期後期および成人（17歳以上）では、少なくとも5つ以上の症状が必要である。

(a)しばしば手足をそわそわ動かしたりトントン叩いたりする、またはいすの上でもじもじする。

(b)席についていることが求められる場面でしばしば席を離れる（例：教室、職場、その他の作業場所で、またはそこにとどまることを要求される他の場面で、自分の場所を離れる）。

(c)不適切な状況でしばしば走り回ったり高いところへ登ったりする（注：青年または成人では、落ち着かない感じのみに限られるかもしれない）。

(d)静かに遊んだり余暇活動につくことがしばしばできない。

(e)しばしば〝じっとしていない〟、またはまるで〝エンジンで動かされているように〟行動する（例：レストランや会議に長時間とどまることができないかまたは不快に感じる：他の人達には、落ち着かないとか、一緒にいることが困難と感じられるかもしれない）。

(f)しばしばしゃべりすぎる。

(g)しばしば質問が終わる前に出し抜いて答え始めてしまう(例：他の人達の言葉の続きを言ってしまう：会話で自分の順番を待つことができない)。
(h)しばしば自分の順番を待つことが困難である(例：列に並んでいるとき)。
(i)しばしば他人を妨害し、邪魔する(例：会話、ゲーム、または活動に干渉する：相手に聞かずにまたは許可を得ずに他人の物を使い始めるかもしれない：青年または成人では、他人のしていることに口出ししたり、横取りすることがあるかもしれない)。

B. 不注意または多動性-衝動性の症状のうちいくつかが12歳になる前から存在していた。
C. 不注意または多動性-衝動性のうちいくつかが2つ以上の状況(例：学校、家庭、職場：友人や親戚といるとき：その他の活動中)において存在する。
D. これらの症状が、社会的、学業的または職業的機能を損なわせているまたはその質を低下させているという明確な証拠がある。
E. その症状は、統合失調症、または他の精神病障害の経過中のみに起こるものでなく、他の精神疾患(例：気分障害、不安症、解離症、パーソナリティ障害、物質中毒または離脱)ではうまく説明されない。

おわりに

本書は2011年刊の『ササッとわかる「大人のADHD」基礎知識と対処法』の文庫版です。それにともない、ここ数年のADHDをとりまく状況の変化を反映するために、いくつかの加筆修正を行いました。

アメリカ精神医学会の診断基準DSM-Ⅳ-TRが2013年に改訂されDSM-5となり、ADHDと自閉症スペクトラム障害の合併が認められるようになり、ADHDの診断の幅が広がりました。そして、ADHDを持つ人の対人関係の問題にも注意を払う必要が出てきました。

またADHDに用いられる薬剤が大人でも使用できるようになったので、薬物療法についても加筆しました。

子どものときにＡＤＨＤと診断された人たちが大人になり仕事に就いて、学生時代とは異なる様々な悩みをいだくようになる場合。

大人になって家庭を持ち、あるいは親になってから、家庭内でさまざまな問題が起きるようになり日常生活がうまくいかないと悩んでいる場合。

子どもが発達障害と診断され、親にも似たような特徴があると指摘された場合。

会社で部下や上司にＡＤＨＤの特徴があり対応がむずかしいという場合など……。

日々のいろいろな困りごとの中には、発達障害の視点から見ると理解しやすくなり解決法が見つかることも多いものです。

この本がみなさまの困りごとのお役に立つことを願っています。

二〇一五年四月

司馬理英子

本書は二〇一一年一〇月に小社より刊行された、『ササッとわかる「大人のＡＤＨＤ」基礎知識と対処法』を文庫収録にあたり、改題、加筆、再編集したものです。

司馬理英子―司馬クリニック院長。岡山大学医学部卒業、同大学院修了。1983年渡米。アメリカで４人の子どもを育てるなか、ADHDについての研鑽を積む。1997年、『のび太・ジャイアン症候群』（主婦の友社）を執筆、出版。同年帰国し、東京都武蔵野市に軽度発達障害専門のクリニックである「司馬クリニック」を開院。子どもと大人の女性の治療を行っている。
その他の著書に、『グズと上手につき合うコツ』（すばる舎）、『家族のADHD・大人のADHD　お母さんセラピー』（主婦の友社）、『「片づけられない！」「間に合わない！」がなくなる本』（大和出版）などがある。

講談社+α文庫 大人《おとな》のADHD

司馬理英子《しばりえこ》　©Rieko Shiba 2015

2015年４月20日第１刷発行

発行者――――鈴木 哲
発行所――――株式会社 講談社
東京都文京区音羽2-12-21 〒112-8001
電話 出版部(03)5395-3529
販売部(03)5395-5817
業務部(03)5395-3615
デザイン――――鈴木成一デザイン室
カバー印刷――――凸版印刷株式会社
印刷――――大日本印刷株式会社
製本――――株式会社国宝社

落丁本・乱丁本は購入書店名を明記のうえ、小社業務部あてにお送りください。
送料は小社負担にてお取り替えします。
なお、この本の内容についてのお問い合わせは
生活文化第二出版部あてにお願いいたします。
Printed in Japan ISBN978-4-06-281592-5
定価はカバーに表示してあります。

講談社+α文庫 Ⓐ生き方

書名	著者	内容	価格	番号
よくわかる日本神道のすべて	山蔭基央	歴史と伝統に磨き抜かれ、私たちの生活を支えている神道について、目から鱗が落ちる本	771円	A 135-1
日本人なら知っておきたい季節の慣習と伝統	山蔭基央	日本の伝統や行事を生み出した神道の思想や仏教の常識をわかりやすく解説	733円	A 135-2
1日目から幸運が降りそそぐプリンセスハートレッスン	恒吉彩矢子	人気セラピストが伝授。幸せの法則を知ったあなたは、今日からハッピープリンセス体質に！	657円	A 137-1
家族の練習問題 喜怒哀楽を配合して共に生きる	団士郎	日々紡ぎ出されるたくさんの「家族の記憶」。読むたびに味わいが変化する「絆」の物語	648円	A 138-1
カラー・ミー・ビューティフル	佐藤泰子	色診断のバイブル。あなたの本当の美しさと魅力を引き出すベスト・カラーがわかります	552円	A 139-1
宝塚式「ブスの25箇条」に学ぶ「美人」養成講座	貴城けい	ネットで話題沸騰！　宝塚にある25箇条の〝伝説の戒め〟がビジネス、就活、恋愛にも役立つ	600円	A 140-1
大人のアスペルガー症候群	加藤進昌	成人発達障害外来の第一人者が、アスペルガー症候群の基礎知識をわかりやすく解説！	650円	A 141-1
恋が叶う人、叶わない人の習慣	齋藤匡章	意中の彼にずっと愛されるために……。あなたを心の内側からキレイにするすご技満載！	657円	A 142-1
イチロー式　成功するメンタル術	児玉光雄	臨床スポーツ心理学者が解き明かす、「ブレない心」になって、成功を手に入れる秘密	571円	A 143-1
ココロの毒がスーッと消える本	奥田弘美	人間関係がこの一冊で劇的にラクになる！　心のエネルギーを簡単にマックスにする極意!!	648円	A 144-1

＊印は書き下ろし・オリジナル作品

表示価格はすべて本体価格（税別）です。本体価格は変更することがあります